Biografie

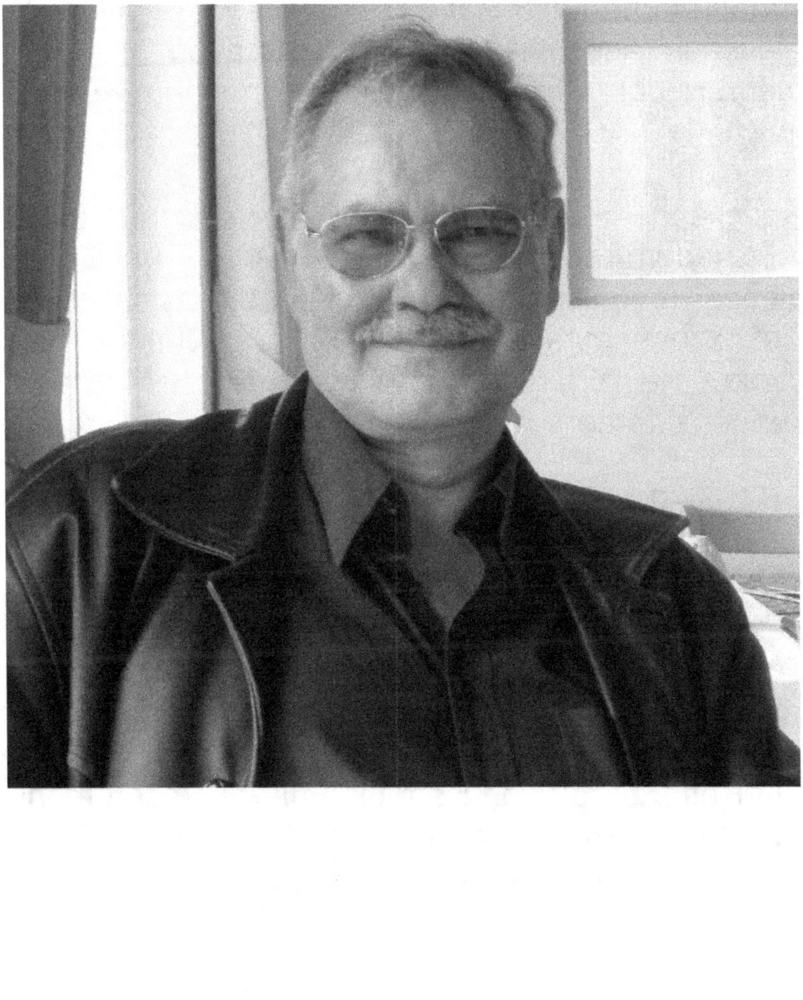

Hallo, ich bin Peter Klessa Ramazani.
1950 bin ich in Neuss am Rhein geboren. 1979 zog ich dann nach Dänemark. Dort wurde ich zum Masseur ausgebildet. In Kopenhagen war ich mehrere Jahre in einer Klinik und in einem Kurbad tätig.

Reflexzonenmassage ist nicht schwierig und kann von jedem erlernt werden. Deshalb habe ich dieses umfassende Buch über die wichtigsten Reflexzonenmassagen erstellt, das Ihnen hilft diese einzigartige Kunst der Massage kennenzulernen.

Ich habe die einzelnen Reflex Punkte an den verschiedenen Positionen eingezeichnet und fotografiert. Hinter jedem Punkt erscheint dann ein Foto mit dem Reflexzonen Bereich und der Position meines Massagefingers. Auf diese Weise können Sie Punkt für Punkt nachvollziehen.

Die Reflexzonen von Kopf bis Fuß umfassen mehr als 30 Systeme auf unserer Haut. Neben den

Reflexzonen der Füße, der Hände, der Zunge und der Stirn, befinden sich auf unserer Haut unter anderem Reflexzonen der Waden, der Unterschenkel, des Unterarms, des Hinterkopfs, des Nackens, des Rückens, der Fingernägel, der Brustseite, der Ohren, der Nase innen, des Nasenrückens, der Iris und des Gesichts.

Ich habe in diesem Buch die Reflexzonen der Füße, der Hände, der Zunge und der Stirn fotografisch beschrieben. Dieses Buch richtet sich nicht nur an erfahrene Massage-Therapeuten, sondern auch an Einsteiger, die sich für Reflexzonenmassagen interessieren.

Einleitung

Das Grundprinzip der Reflexzonenmassage ist, die Punkte an den Füßen oder an anderen Körperstellen zu bestimmen, die direkt mit einer bestimmten Stelle im und am Körper verbunden sind. Diese Punkte auf unsrer Haut werden Reflex Punkte genannt. Es ist ein bisschen wie bei der Akupunktur, aber anstelle von Nadeln, wird hier ein Druck mit den Fingern ausgeübt. Durch das Drücken oder Massieren dieser Punkte können Sie Schwächen oder Krankheitseffekte an anderen

Stellen im Körper überwinden oder lindern. Es gibt zum Beispiel mehr als 7.000 Nervenenden in jedem Fuß, und das erklärt auch, warum Sie sich nach dem Massieren Ihrer Füße so wohl fühlen. Im Falle von Krankheit oder Schwäche, tun diese Nervenenden bei der Massage weh. Das Massieren dieser Nervenenden bewirkt eine bessere Durchblutung und mehr Energie für den erkrankten Körperteil, und der Körper hat bessere Möglichkeiten, sich selbst zu heilen.

Sie können einzelne Reflex Punkte behandeln, um damit einen bestimmten Teil des Körpers zu erreichen, oder auch den gesamten Bereich behandeln, um eine bessere Gesundheit zu erlangen und Schwächen vorzubeugen. Die Behandlung der verschiedenen Bereiche kann bis zu 20 Minuten dauern, und 3-5 mal pro Woche wiederholt werden. Dran denken, immer reichlich Wasser trinken! Die ersten Behandlungen können Nebenwirkungen im Körper hervorrufen, wie z.B. stärkerer Uringeruch, stinkender und dünner Kot, und der Geruch von Schweiß kann sich ändern. Sie werden vielleicht auch mehr müde sein. Die Behandlungen der Reflexzonen rufen einen Reinigungseffekt des Körpers hervor.

Beachten Sie die richtige Stellung von Daumen oder Zeigefinger in den folgenden Fotos!

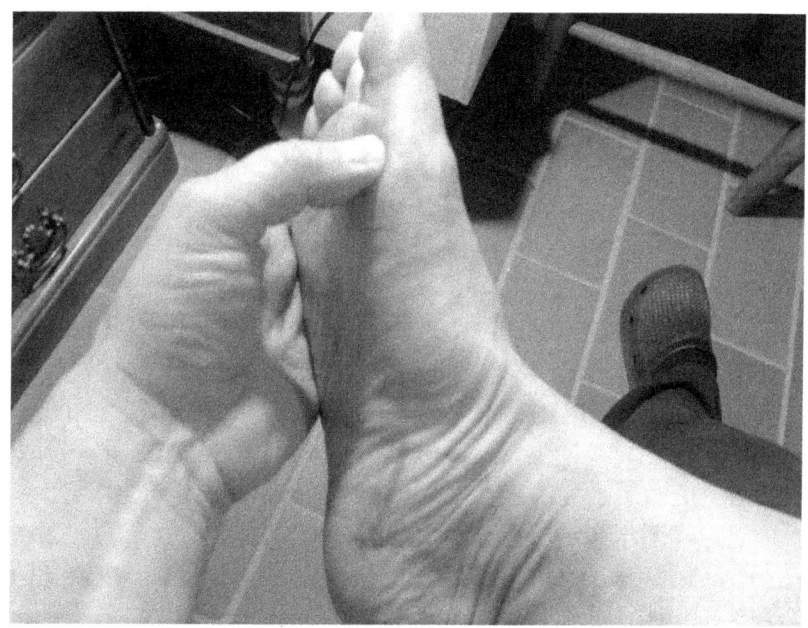

Richtig

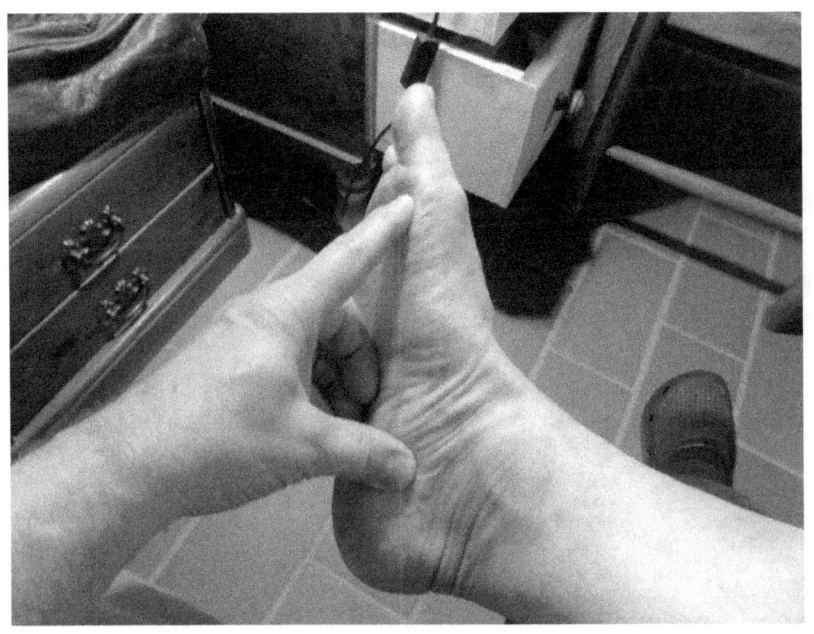

Richtig

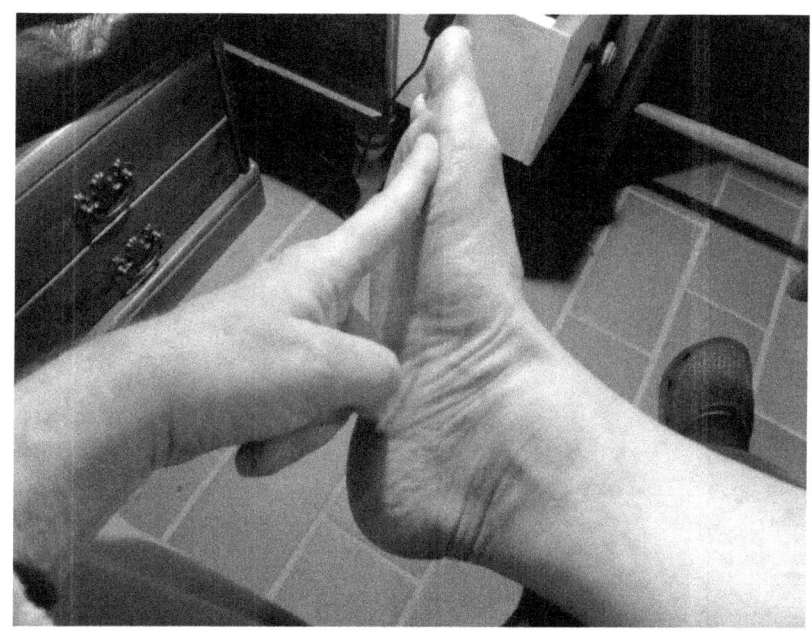

Falsch

Verwenden Sie einen leichten drehenden und bohrenden Druck, so als wenn Sie eine Reißzwecke drücken oder eine Schraube mit dem Daumen festschrauben wollen. Benutzen Sie immer die Spitze oder Kante des Daumens. Sie können auch den Zeigefinger benutzen. Wenn Sie auf die wunde Stelle stoßen, fühlt es sich an als wenn Sie auf Glassplitter drücken. Dies ist der Reflex Punkt. Ihre Fingernägel sollten kurz sein.

Ich habe die Reflex Punkte angezeigt, wo die ungefähre Lage auf der Haut ist. Wenn Sie sicher sein wollen, das Sie den Reflex Punkt, den Sie behandeln wollen, auch erfassen, dann können Sie den Bereich etwas vergrößern.

Es folgt die Lage der Reflex Punkte am Fuß. Anschließend folgt die Lage der Reflex Punkte an der Hand, auf der Zunge und auf der Stirn.

Beschreibung der Reflex Punkte am linken Fuß

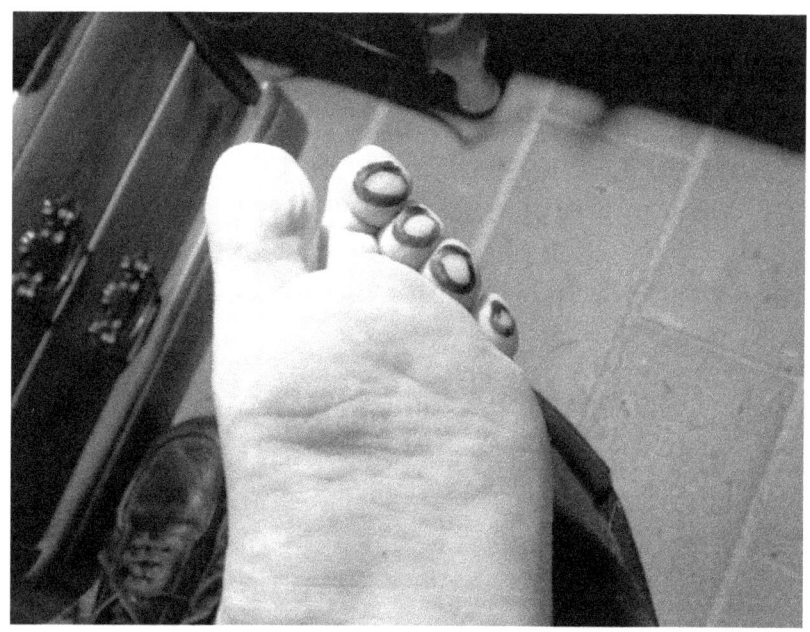

1. Linker Fuß. Reflex
Punkt von Nebenhöhlen und Zähnen.

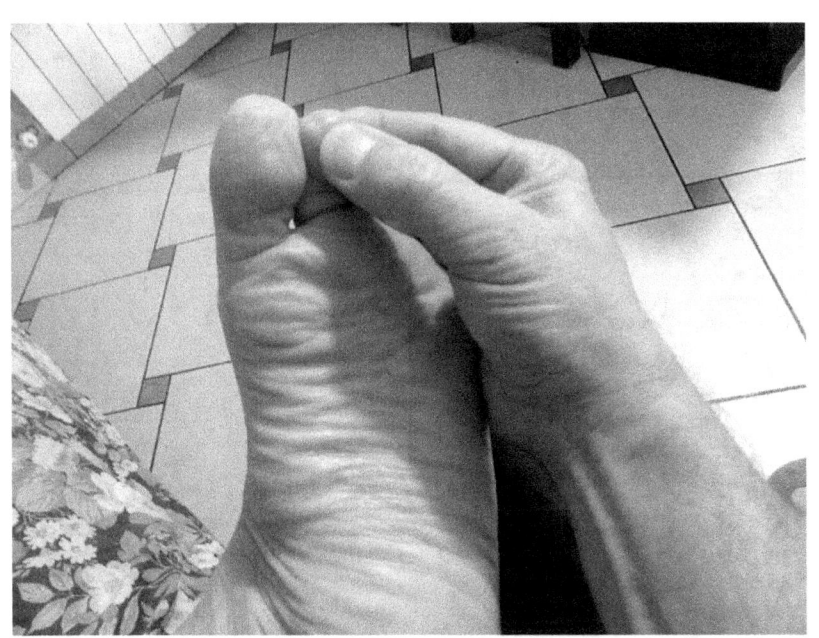

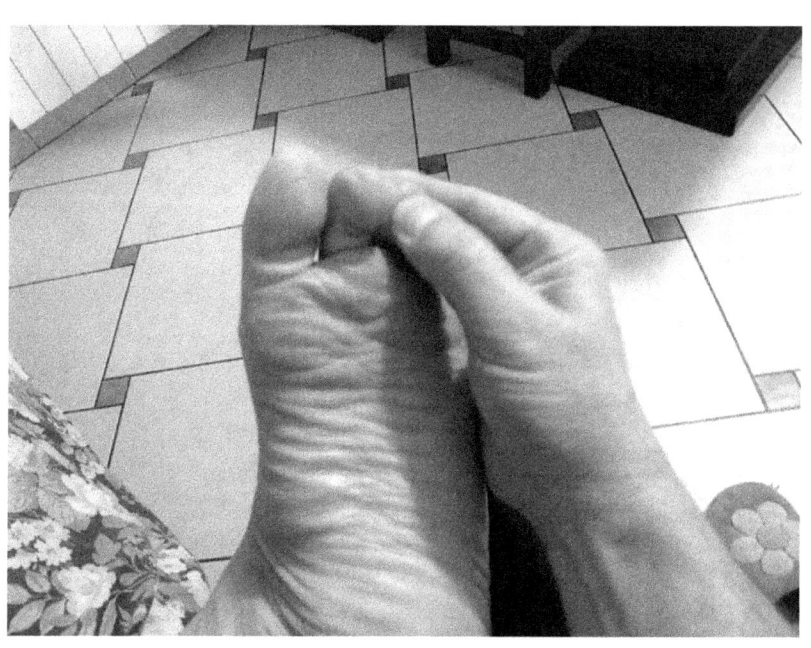

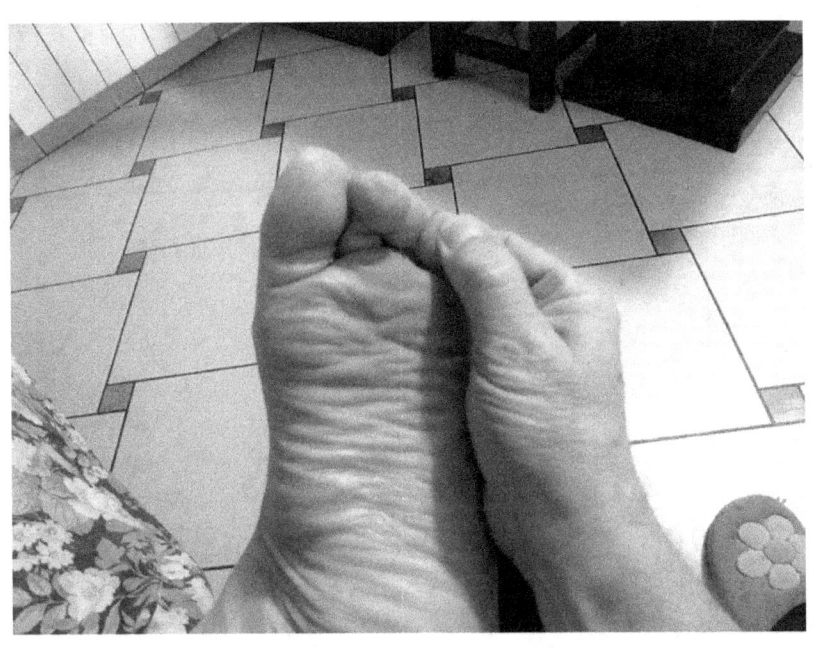

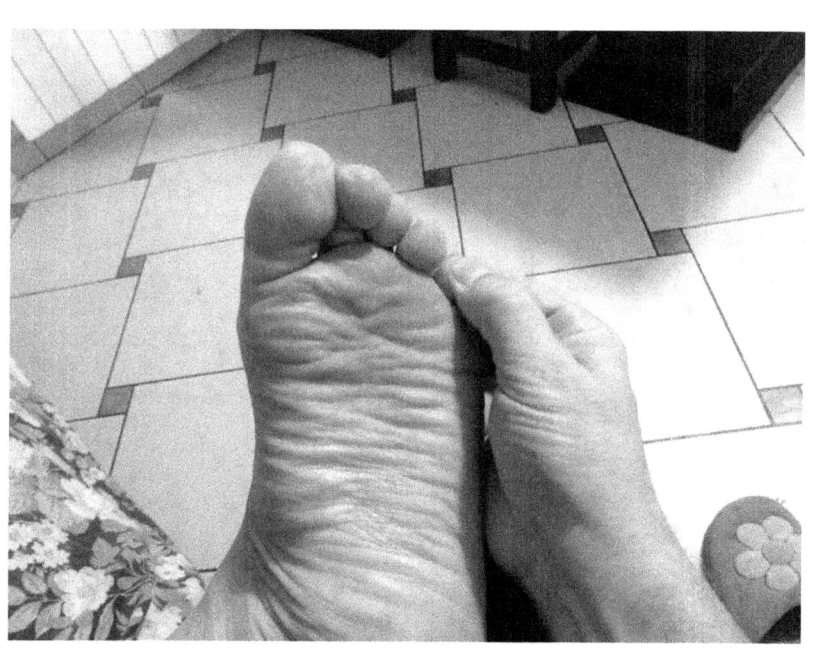

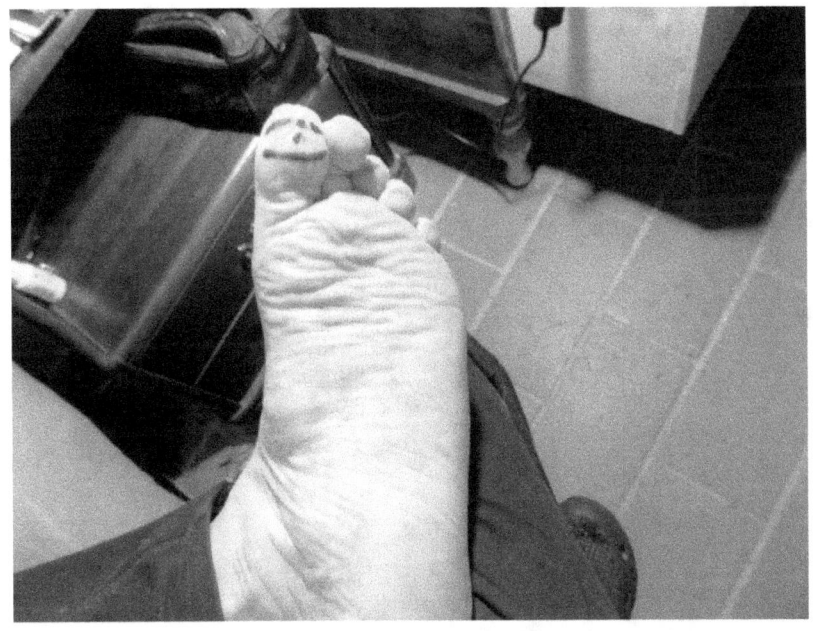

2. Reflex Punkt für das Großhirn.

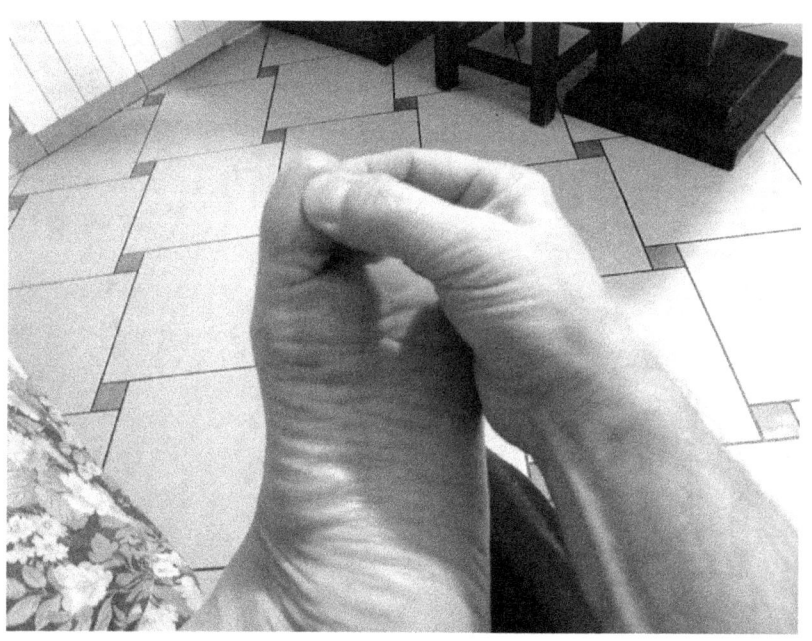

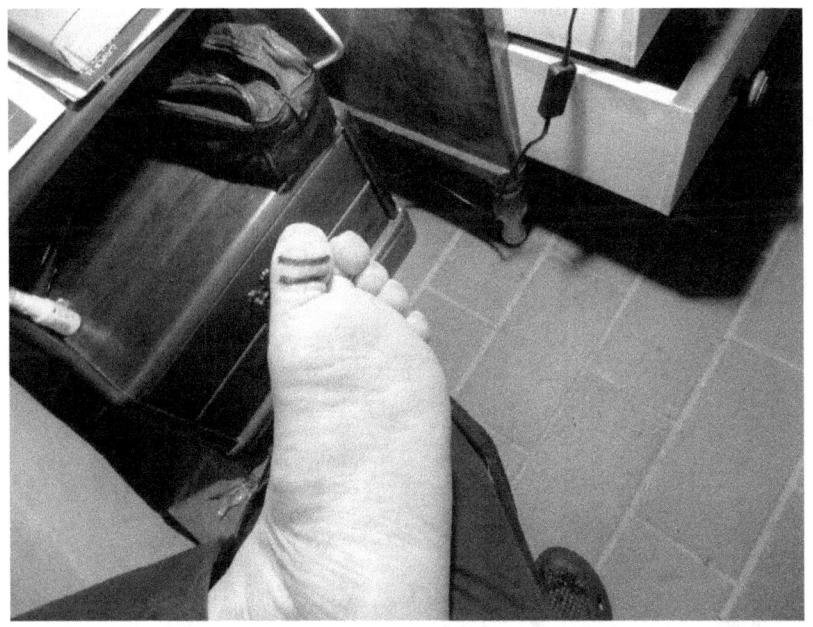

3. Reflex Punkt für das Kleinhirn.

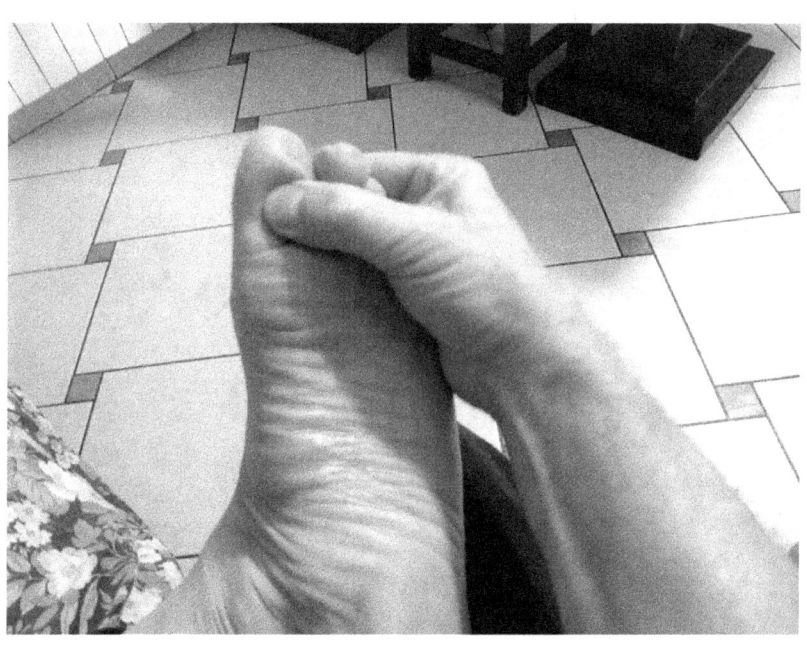

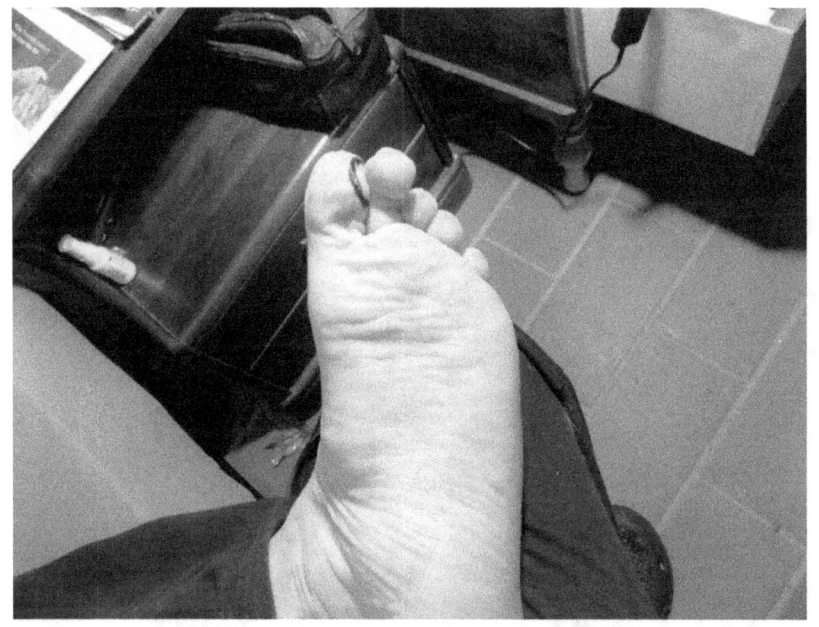

4. Reflex Punkt für die Schläfen.

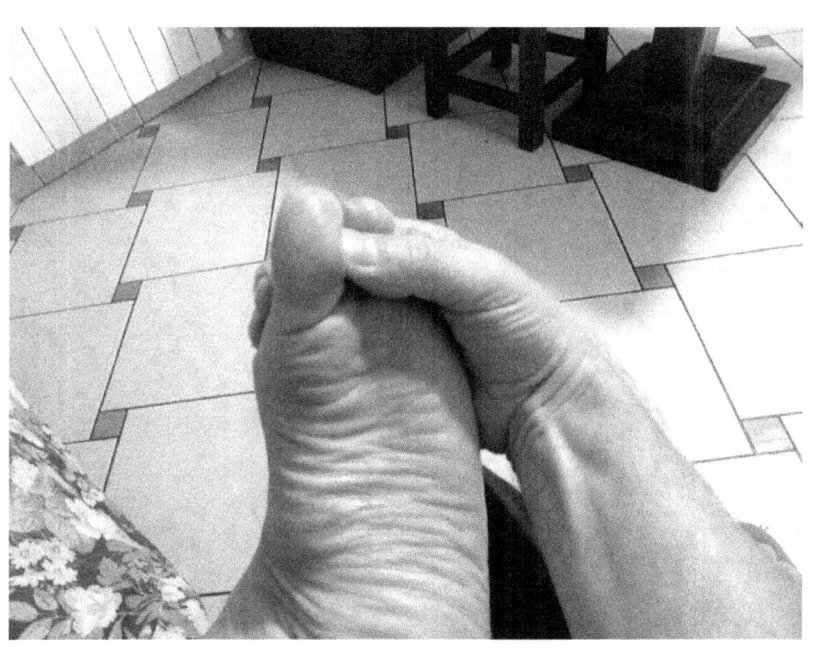

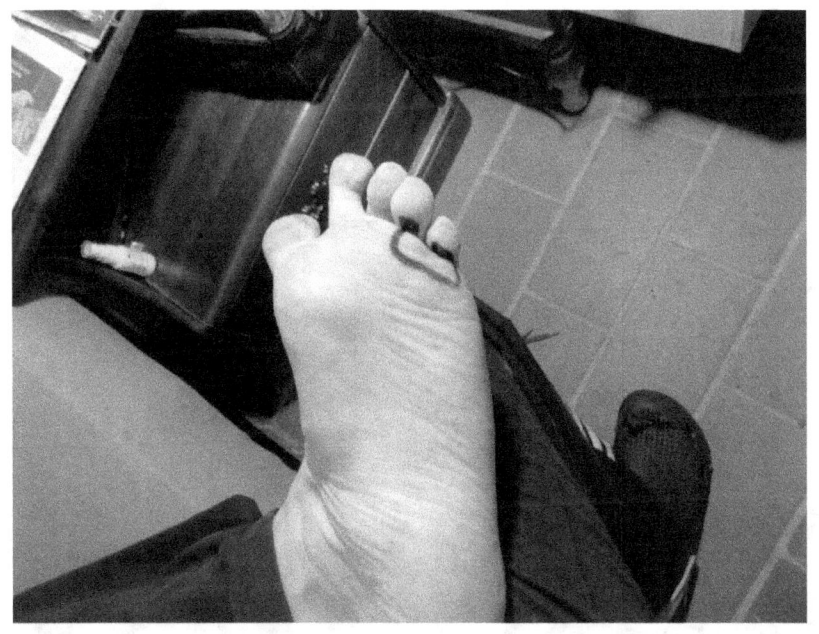

5. Reflex Punkt für die Ohren.

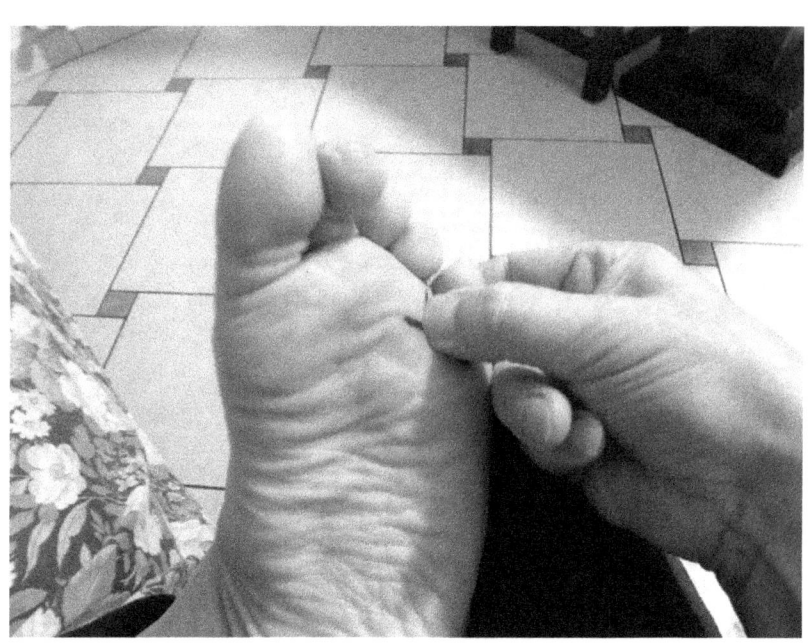

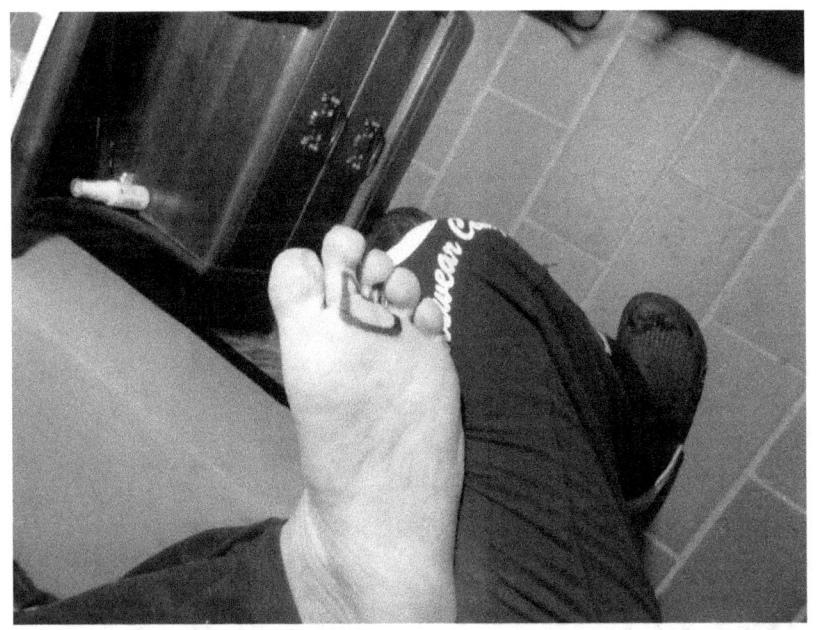

6. Reflex Punkt für die Augen.

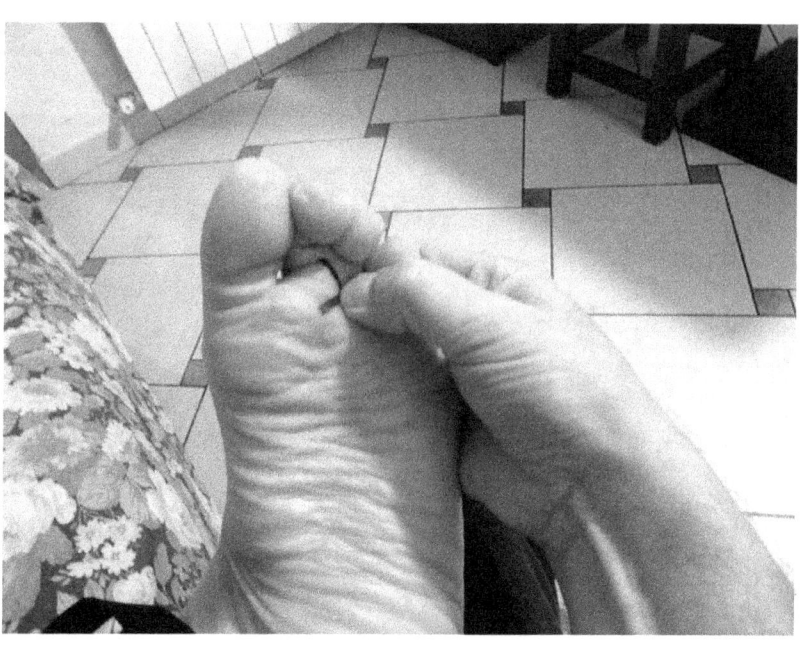

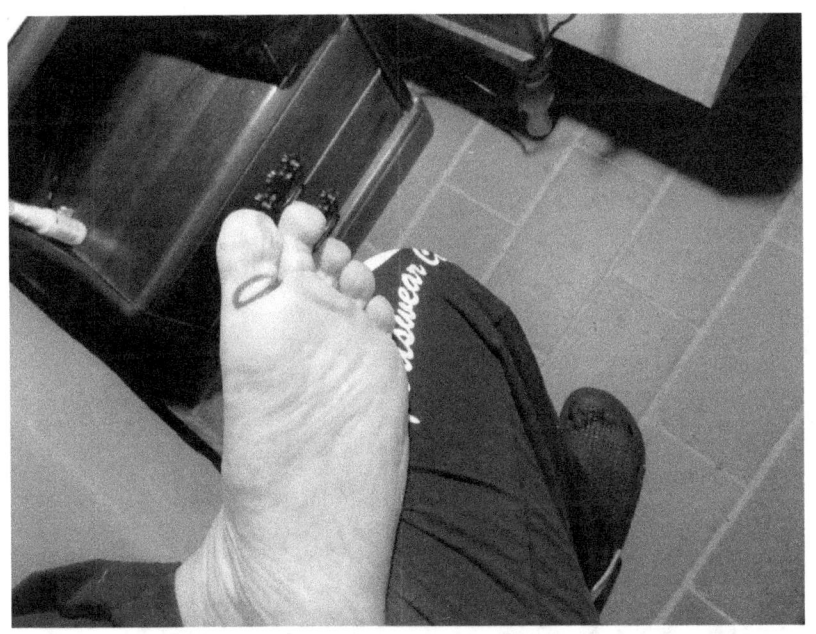

7. Reflex Punkt für den Nacken.

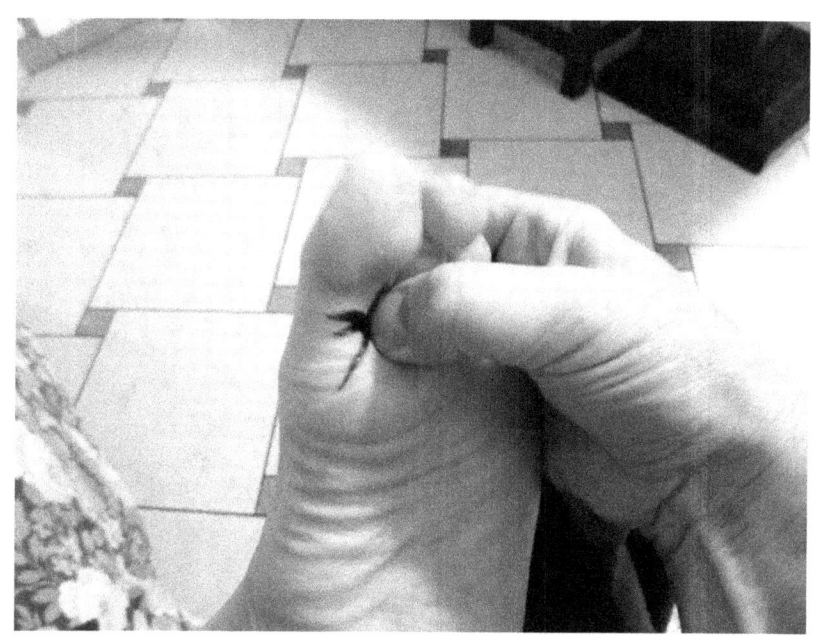

Massieren Sie den ganzen eingezeichneten
Bereich.

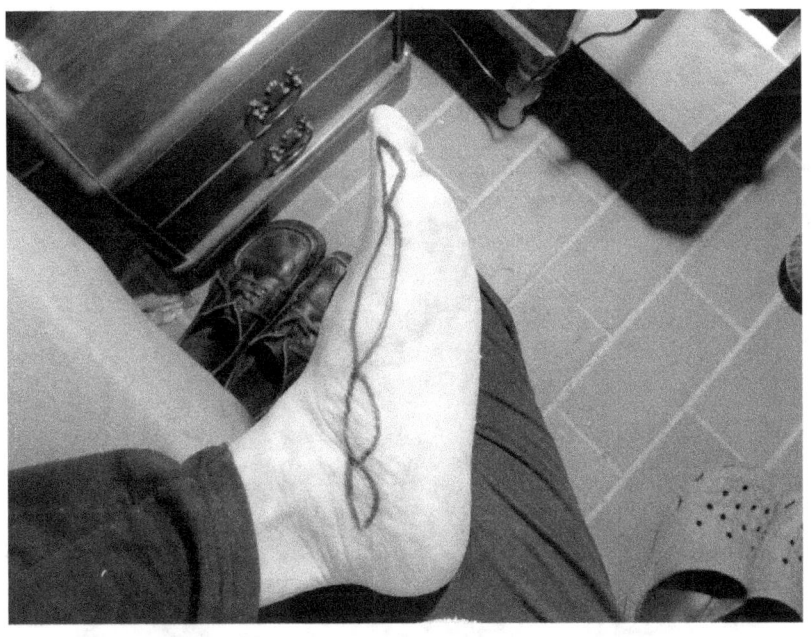

8. Reflex Punkt für die Rücksäule. Halswirbel sind der obere Punkt.

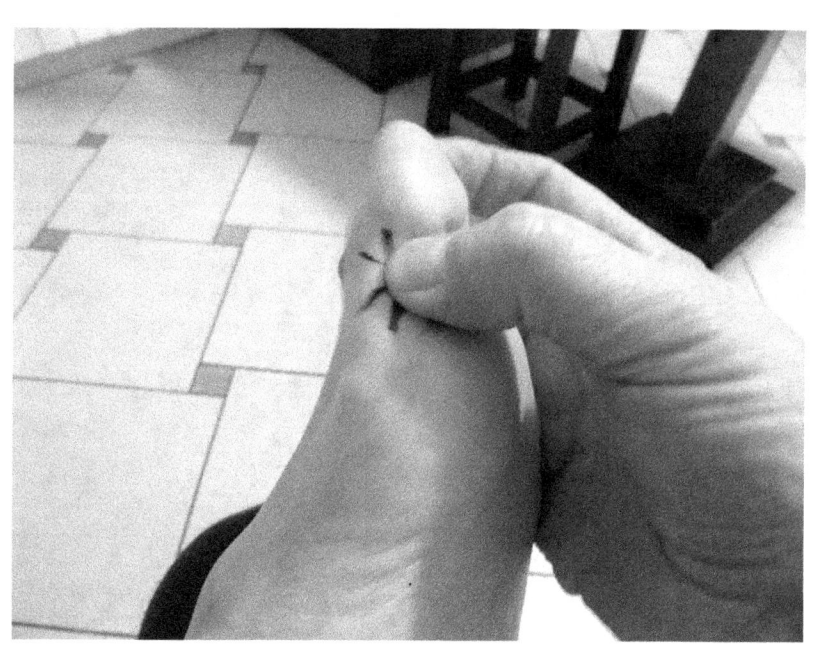

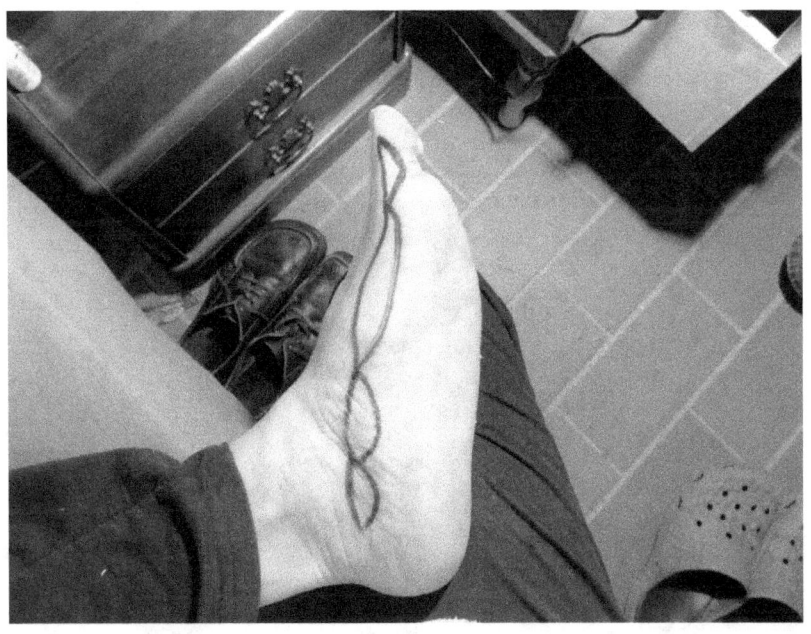

9. Reflex Punkt für die Rücksäule. Brustwirbel
sind der 2. Punkt von oben.

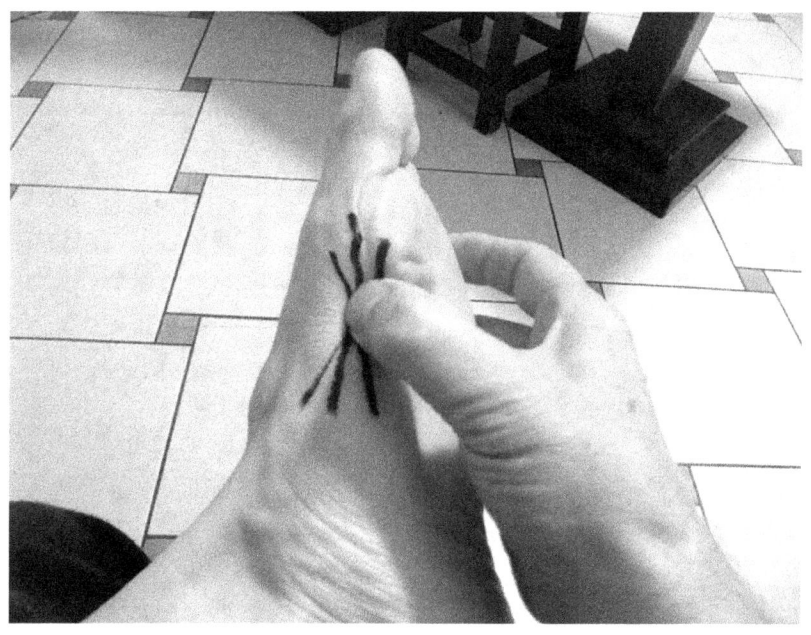

Massieren Sie den ganzen eingezeichneten
Bereich.

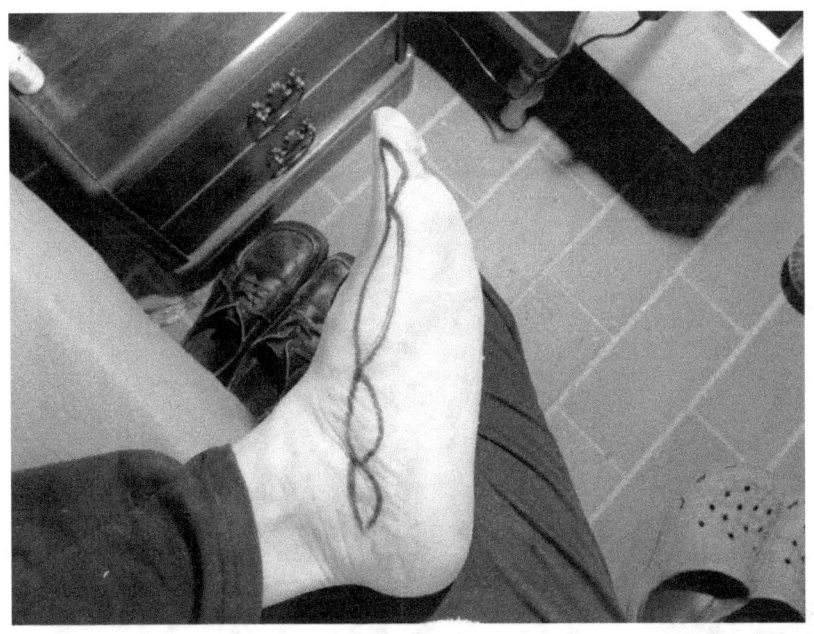

10. Reflex Punkt für die
Rücksäule. Lendenwirbel sind der 3. Punkt
von oben.

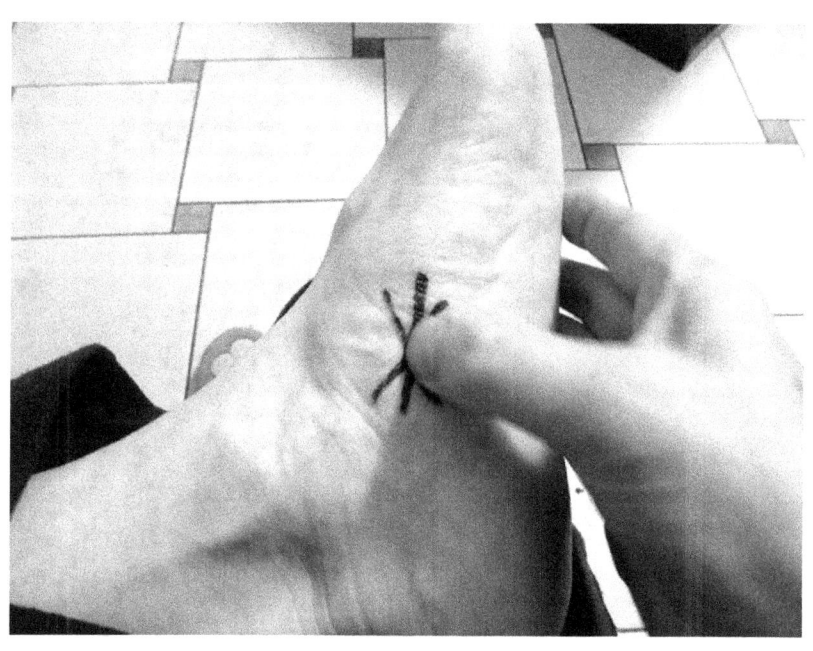

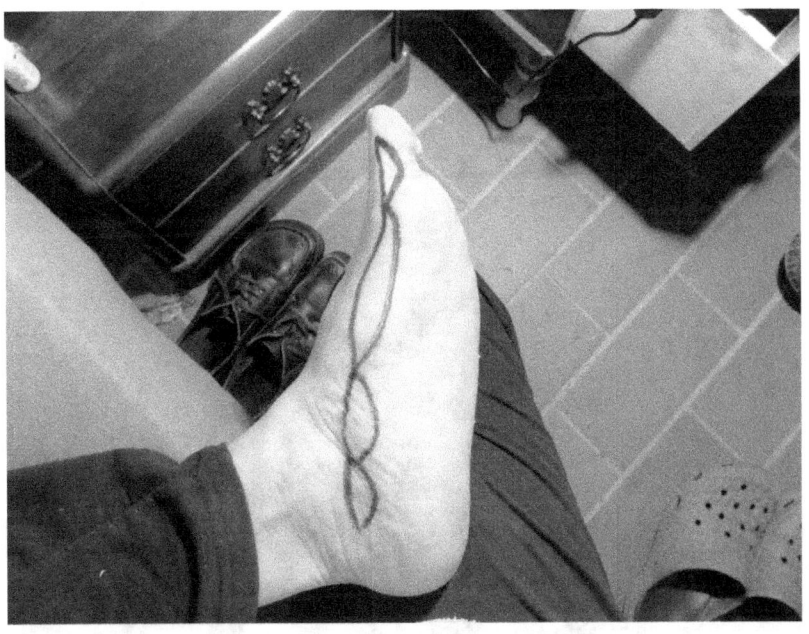

11. Reflex Punkt für die
Rücksäule. Steißbein ist der untere Punkt.

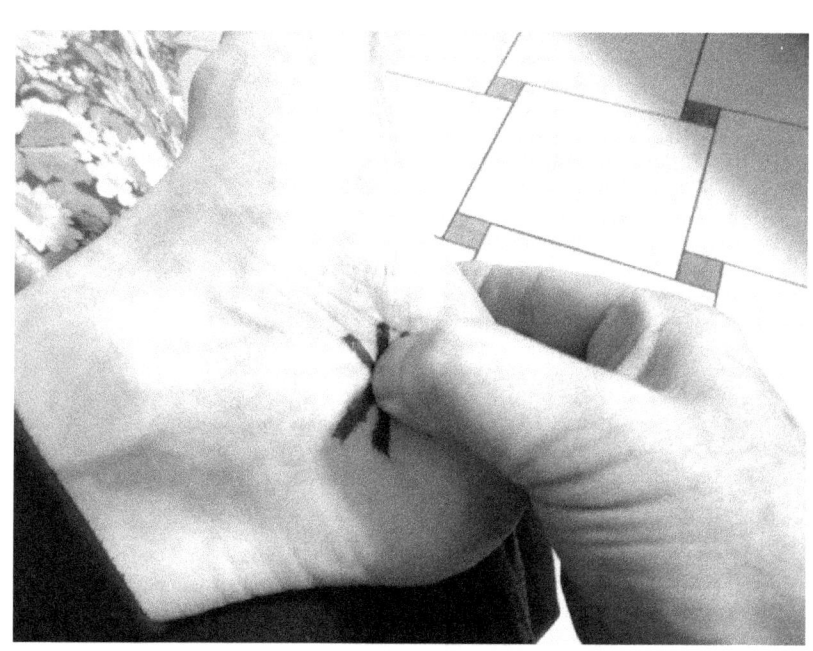

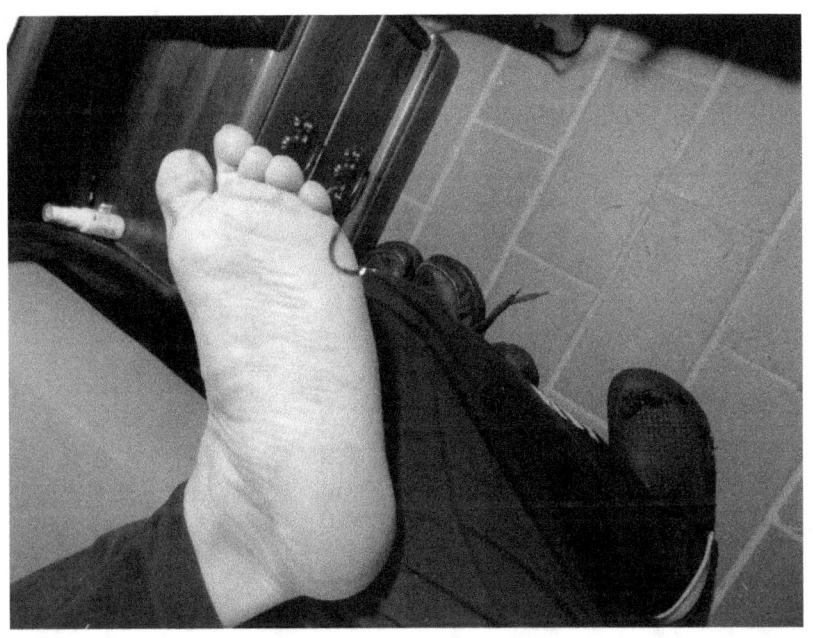

12.   Reflex Punkt für die Schulter.

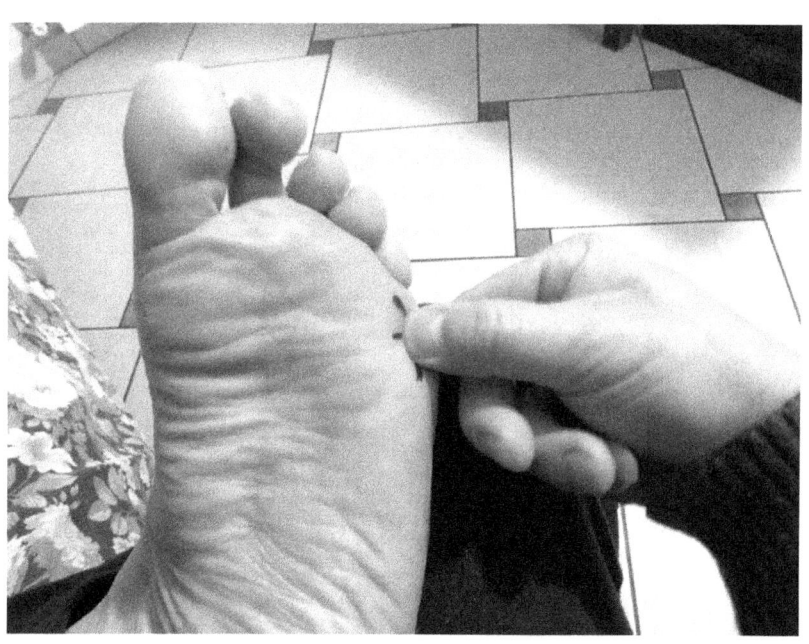

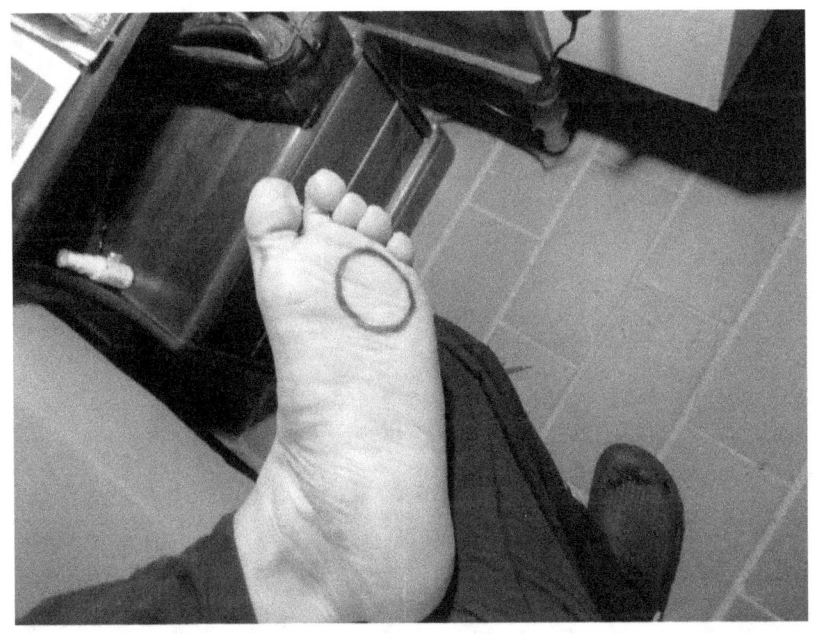

13. Reflex Punkt für Lungen und Bronchien.

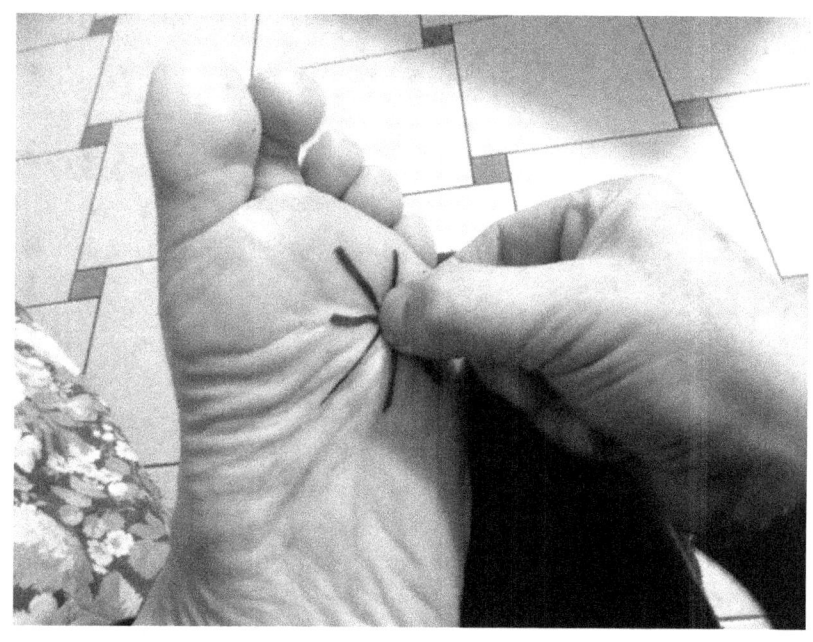

Massieren Sie den ganzen eingezeichneten
Bereich.

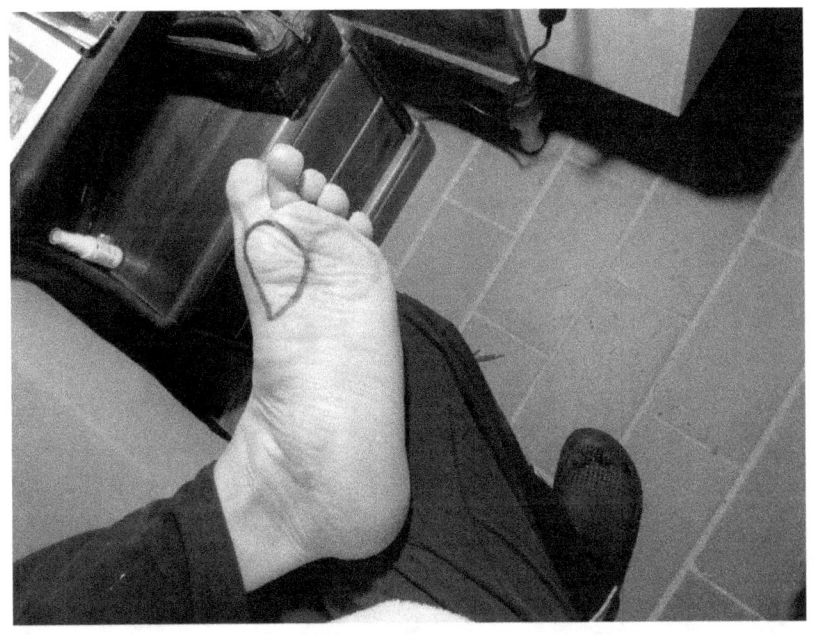

14.   Reflex Punkt für die Schilddrüse.

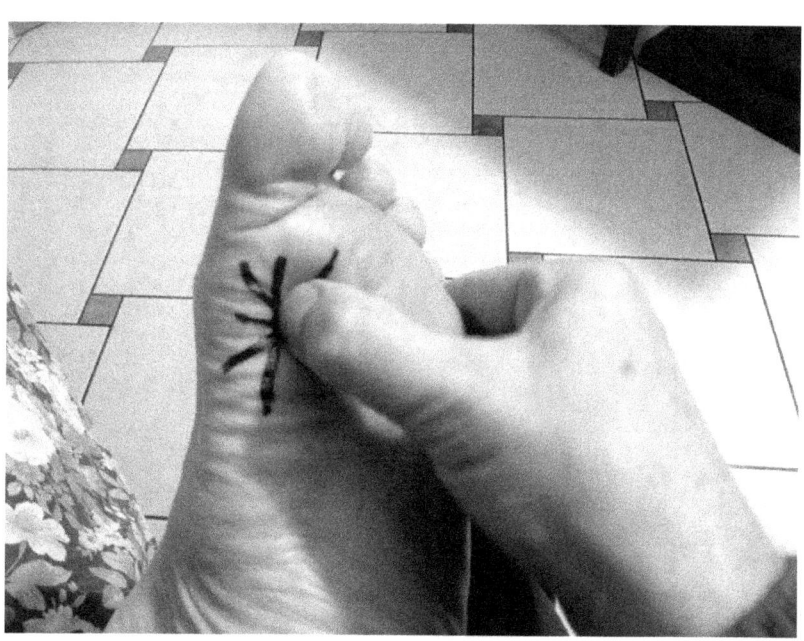

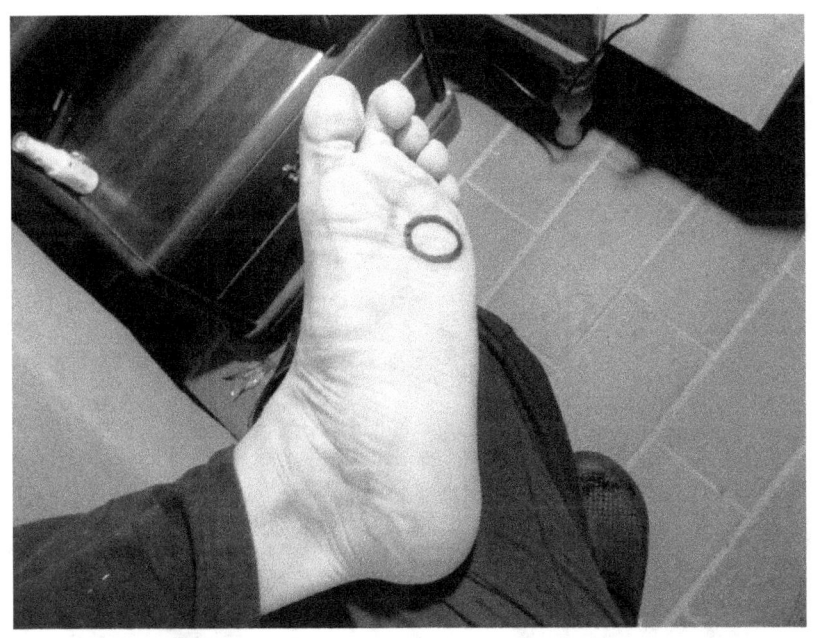

15. Reflex Punkt für das Herz.

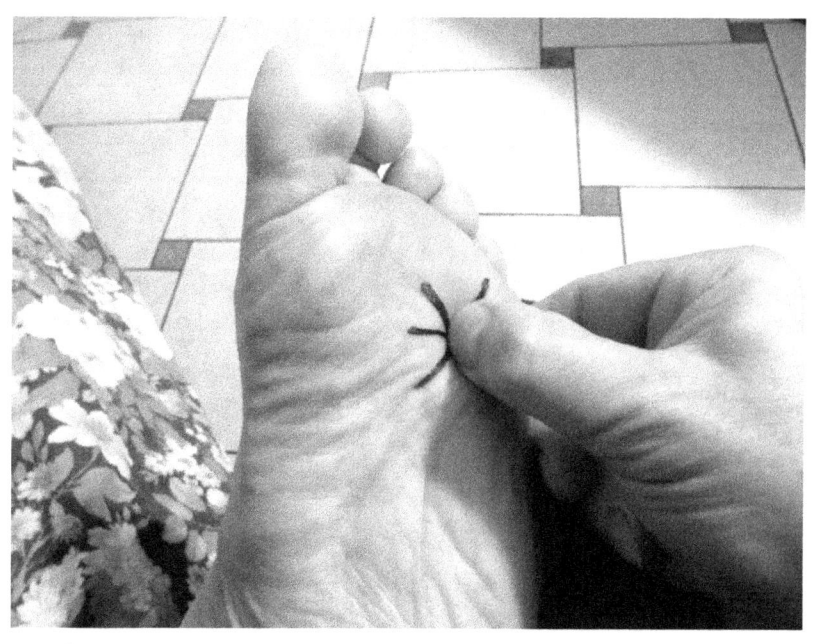

Massieren Sie den ganzen eingezeichneten
Bereich.

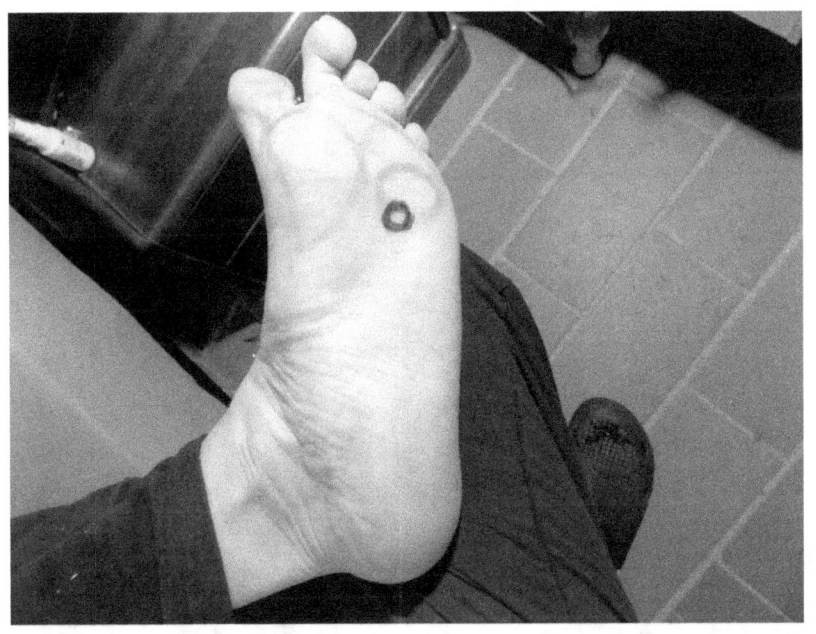

16. Reflex Punkt für den Solar Plexus.

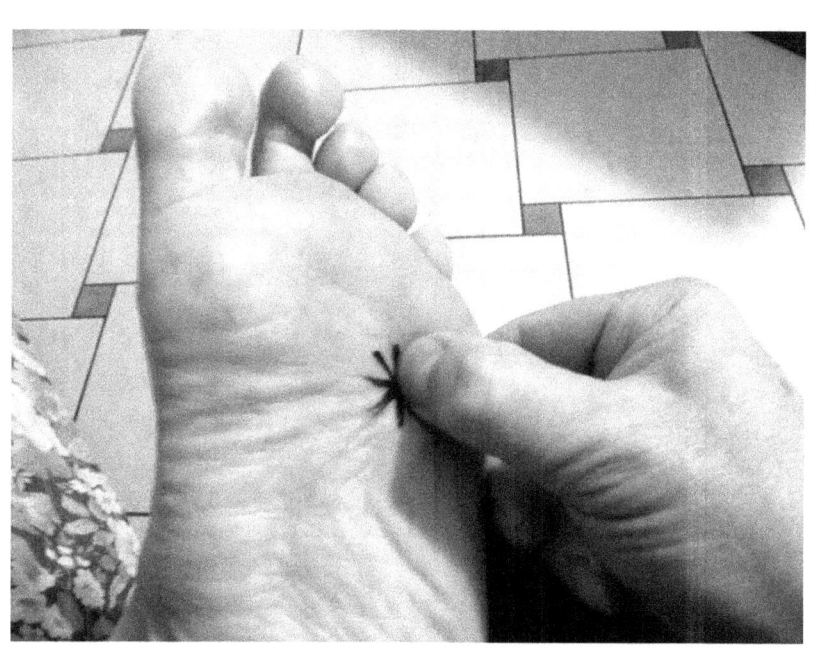

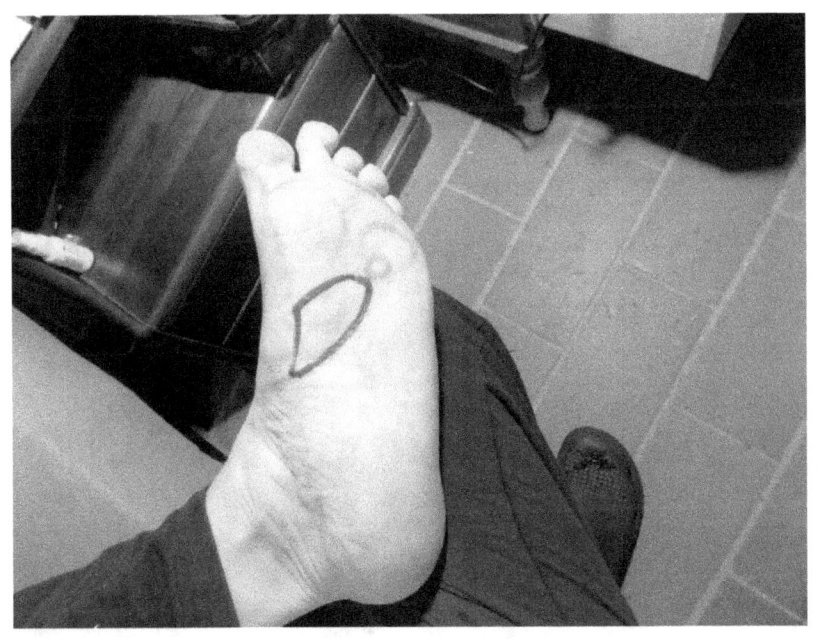

17.   Reflex Punkt für den Magen.

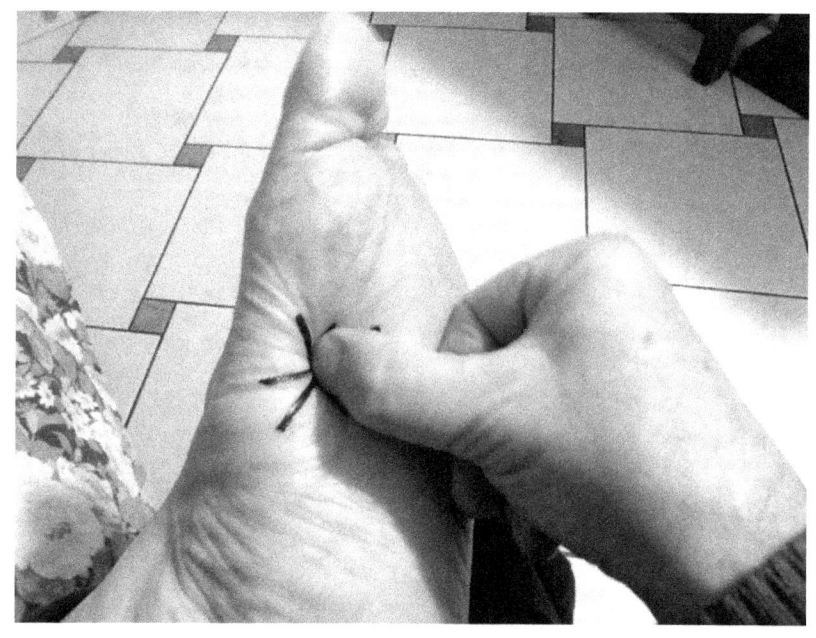

Massieren Sie den ganzen eingezeichneten
Bereich.

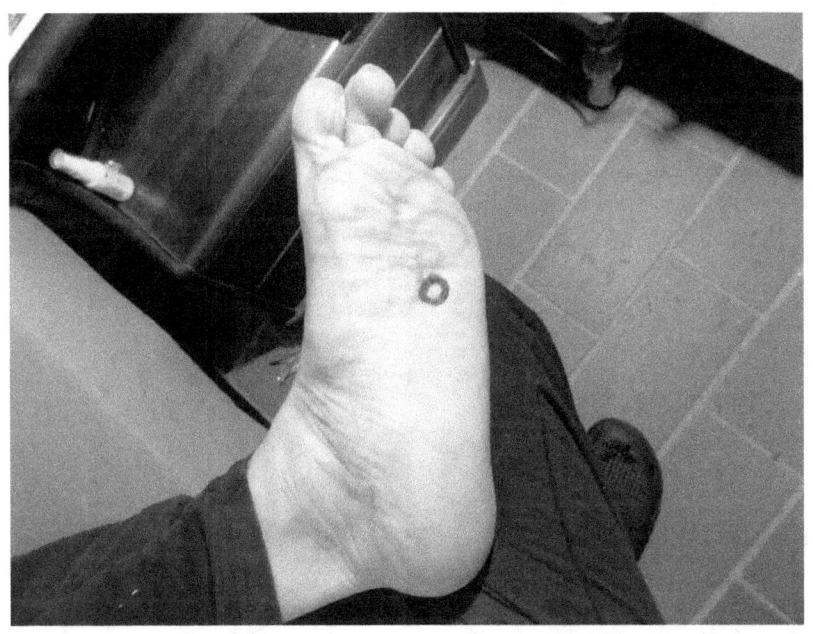

18.   Reflex Punkt für die Nebennieren.

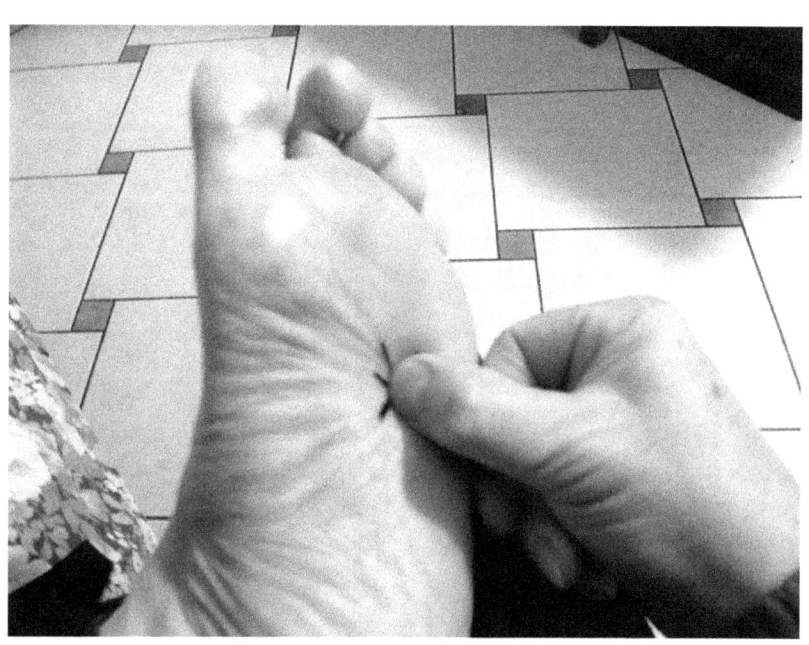

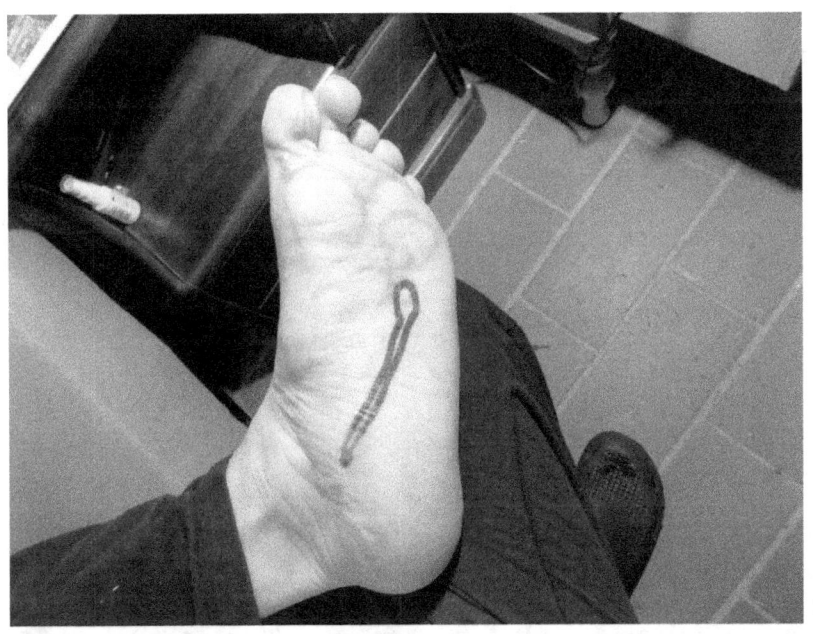

19. Reflex Punkt für die Nieren, der runde
Punkt oben.

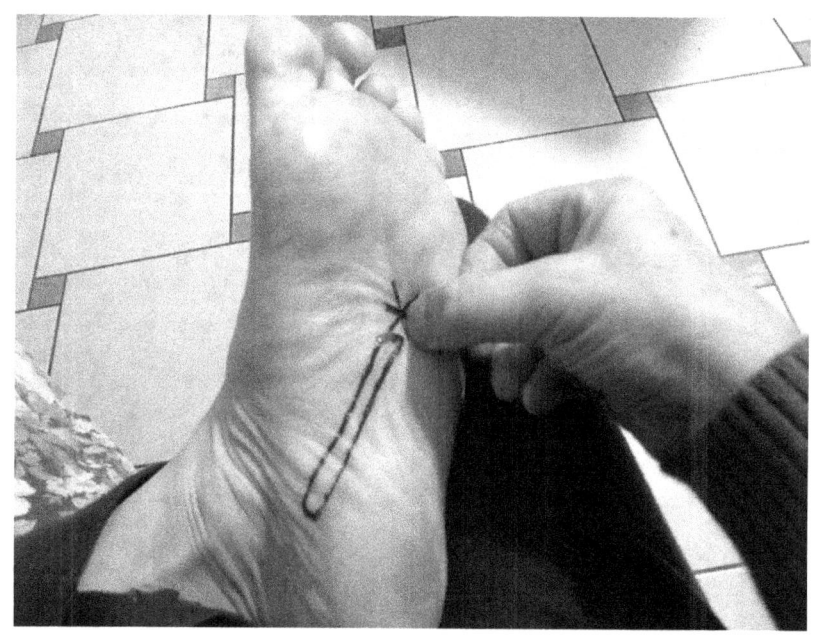

Den oberen Bereich massieren

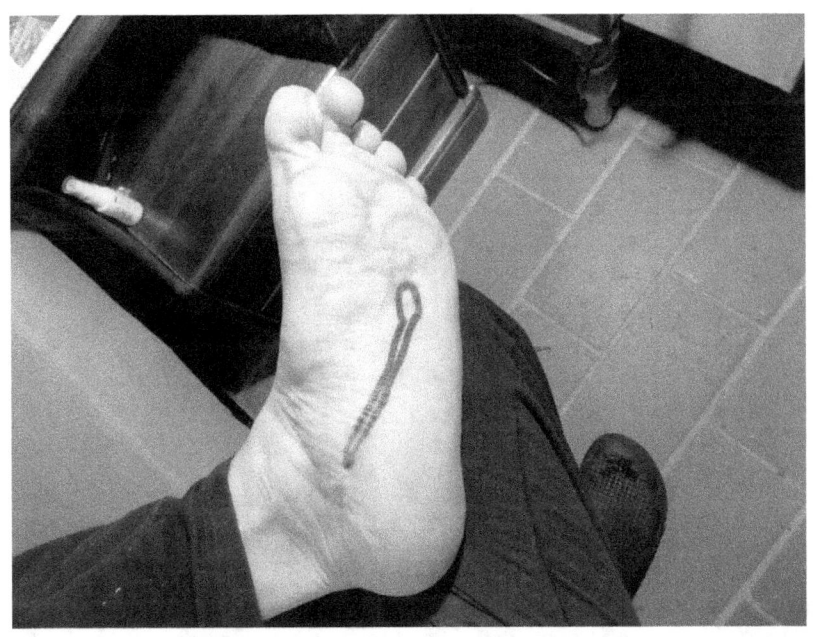

20. Reflex Punkt für den Harnleiter, der schmale, lange Bereich unterhalb.

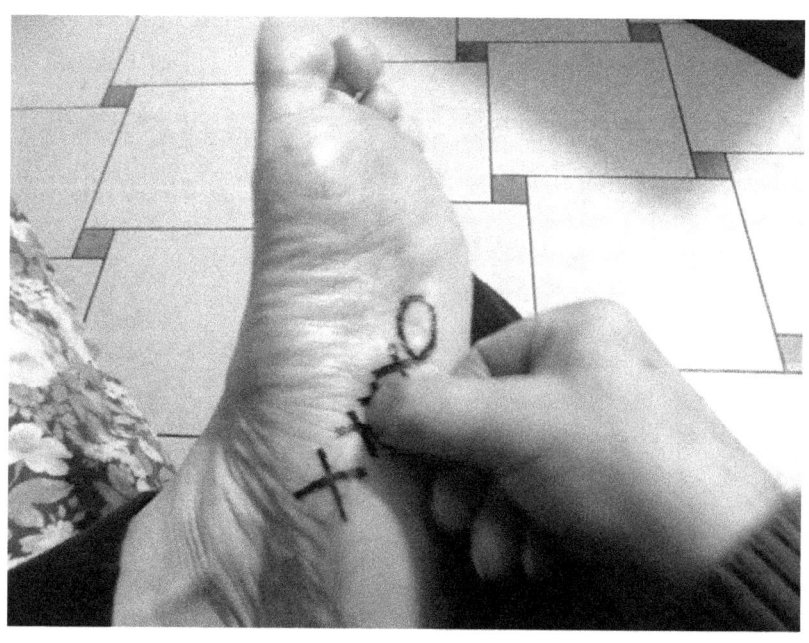

Den mit Sternen eingezeichneten Bereich massieren

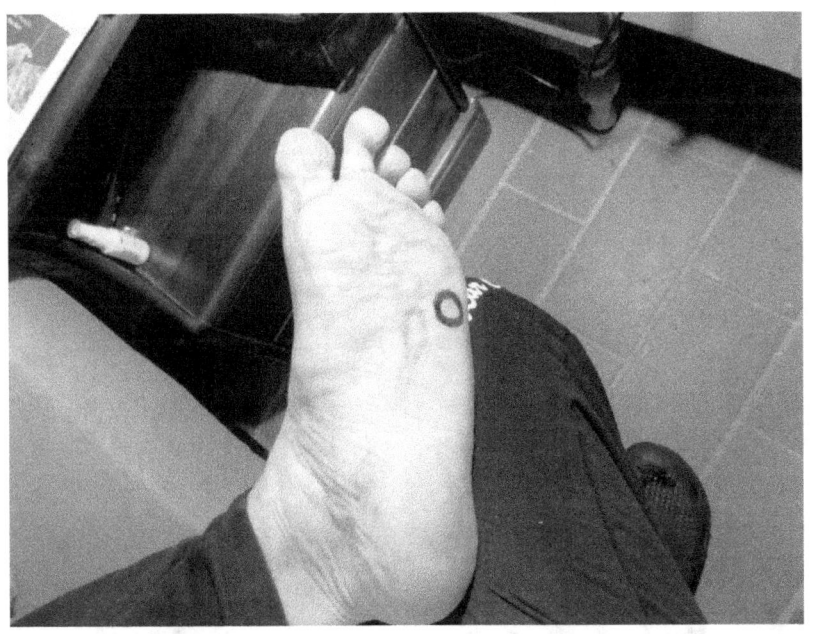

21. Reflex Punkt für die Milz.

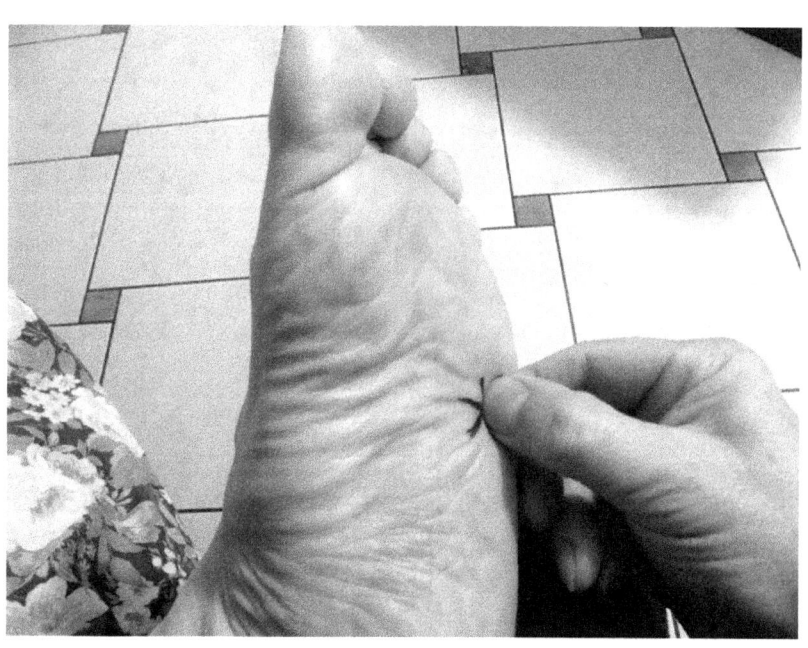

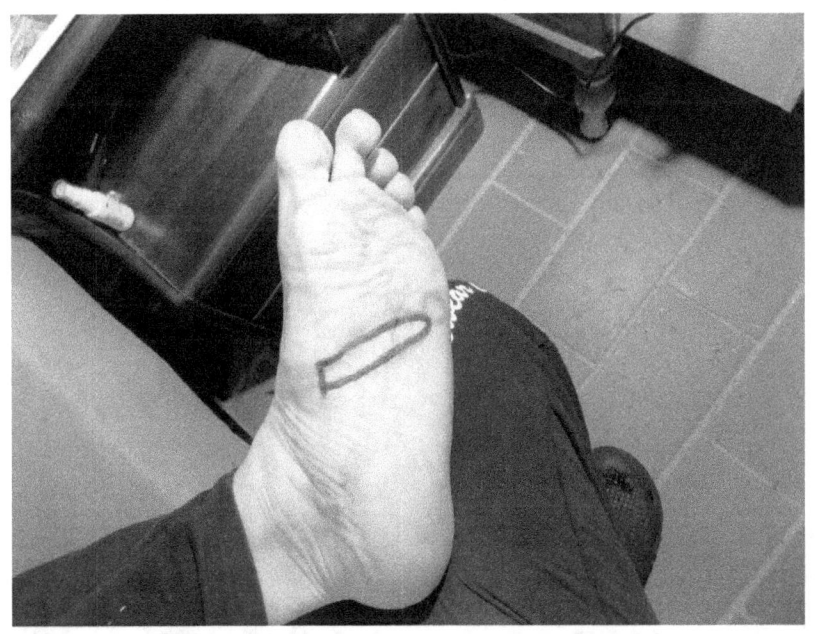

22.   Reflex Punkt für
die Bauchspeicheldrüse.

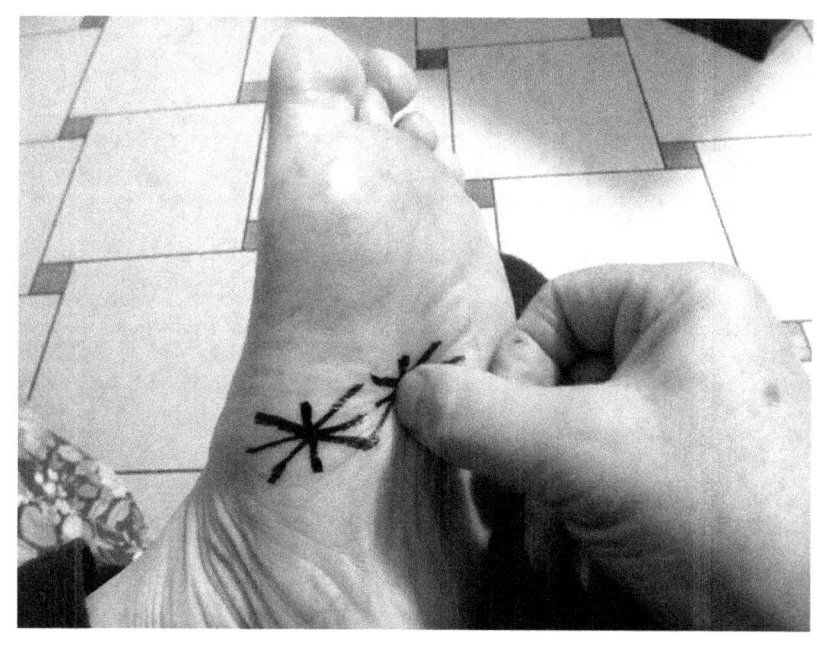

Den mit Sternen eingezeichneten Bereich
massieren

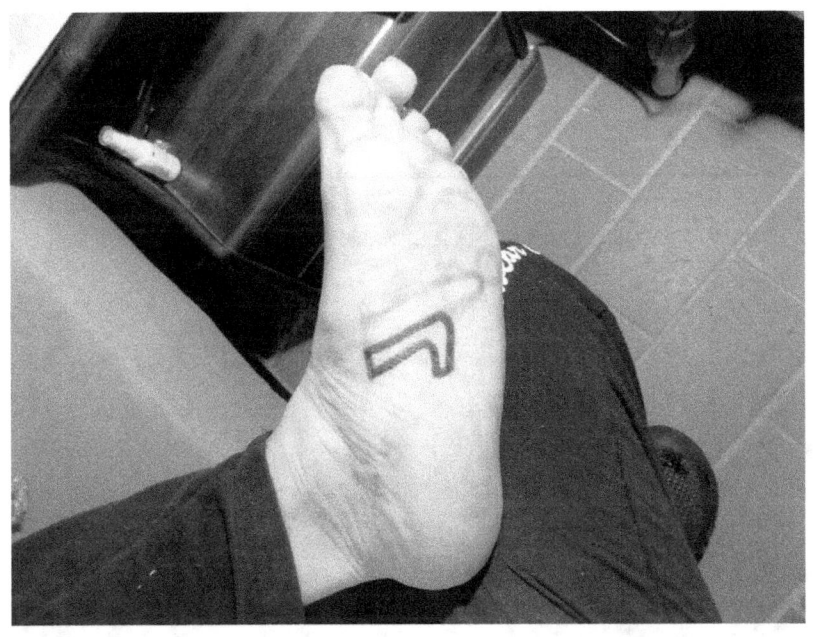

23.   Reflex Punkt für den Zwölffingerdarm.

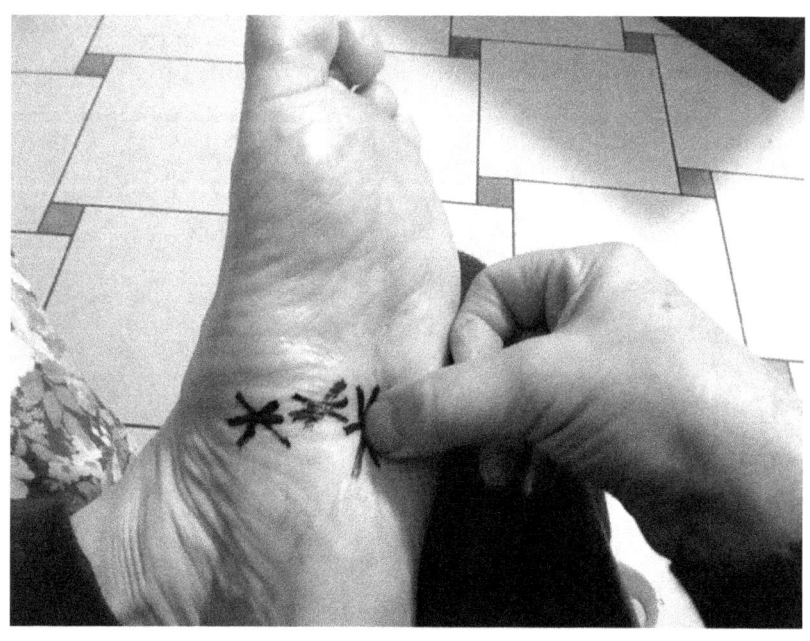

Den mit Sternen eingezeichneten Bereich
massieren

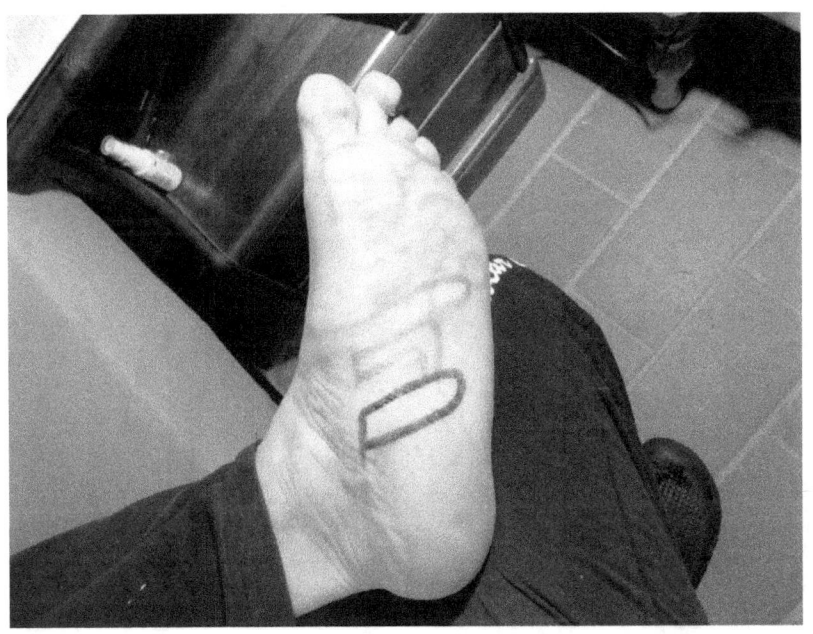

24.   Reflex Punkt für den Dünndarm.

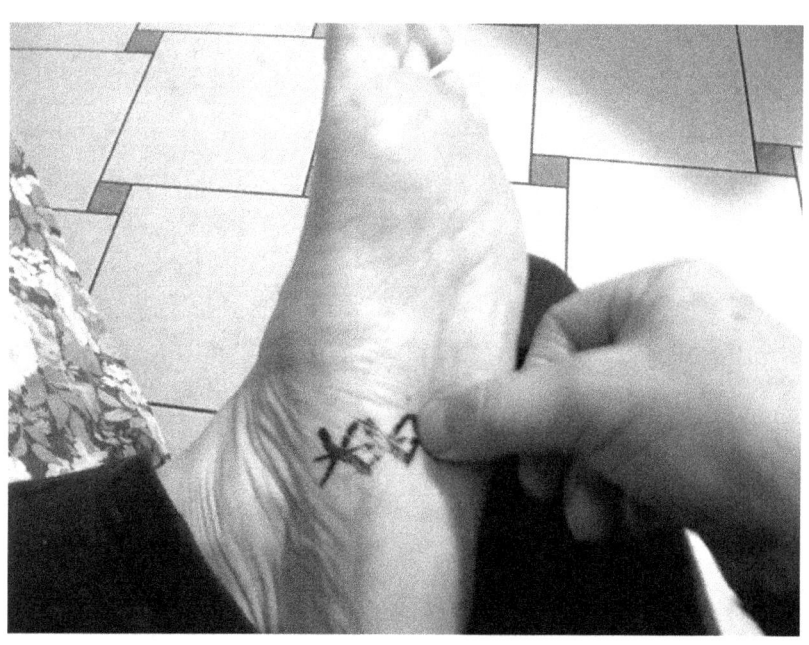

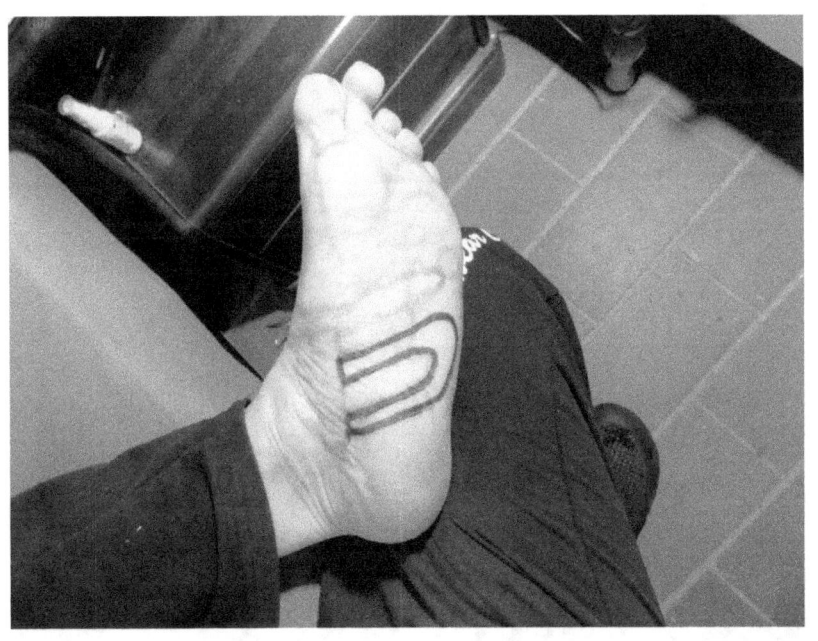

25. Reflex Punkt für den Dickdarm.

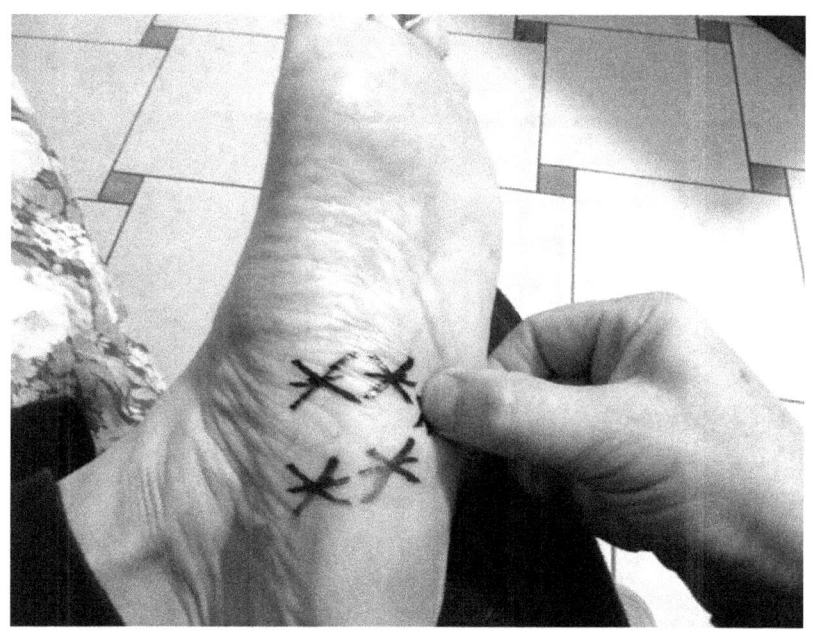

Den mit Sternen eingezeichneten Bereich
massieren

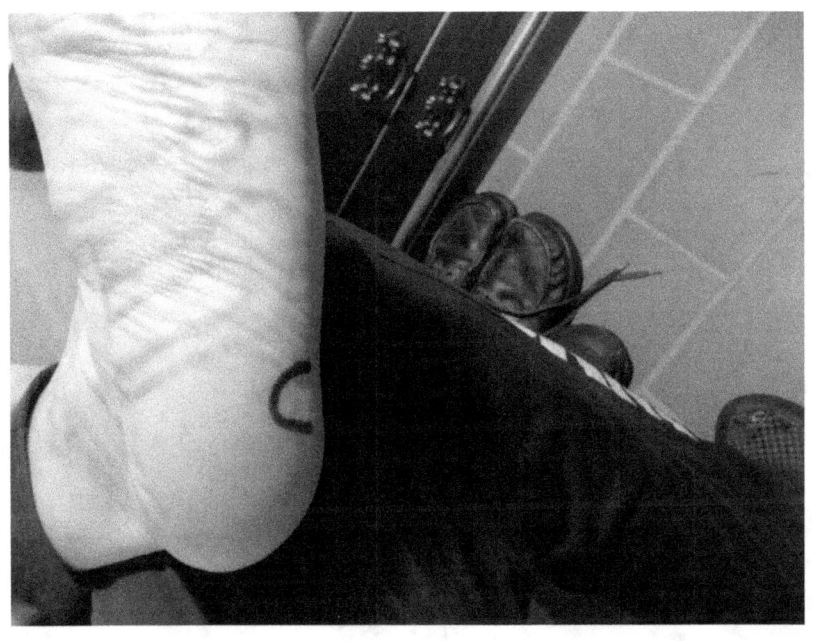

26. Reflex Punkt für die Knie.

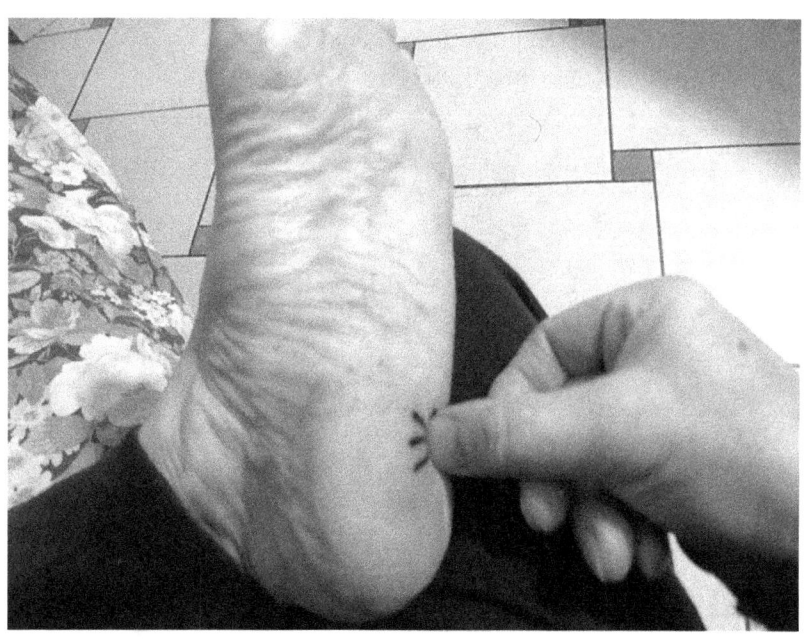

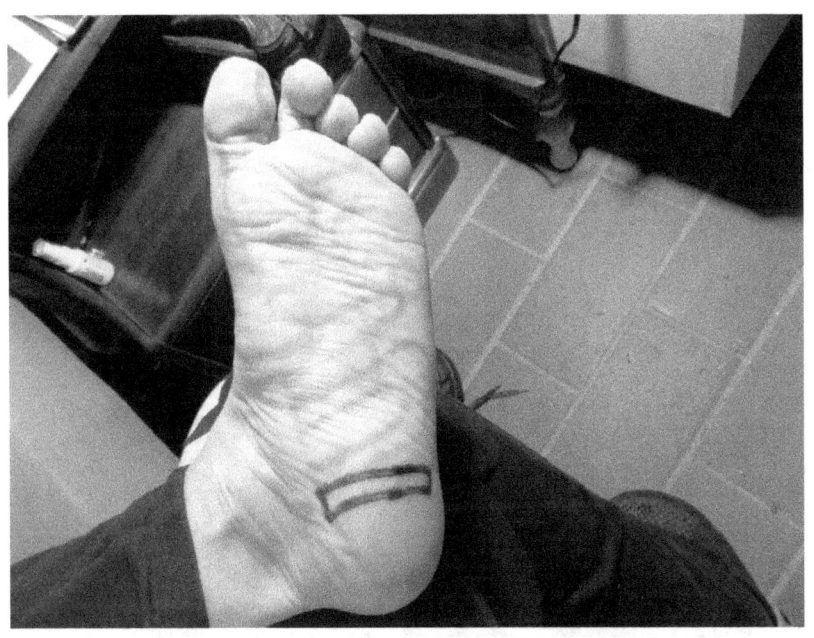

27.   Reflex Punkt für Ischias
und Beckenorgane

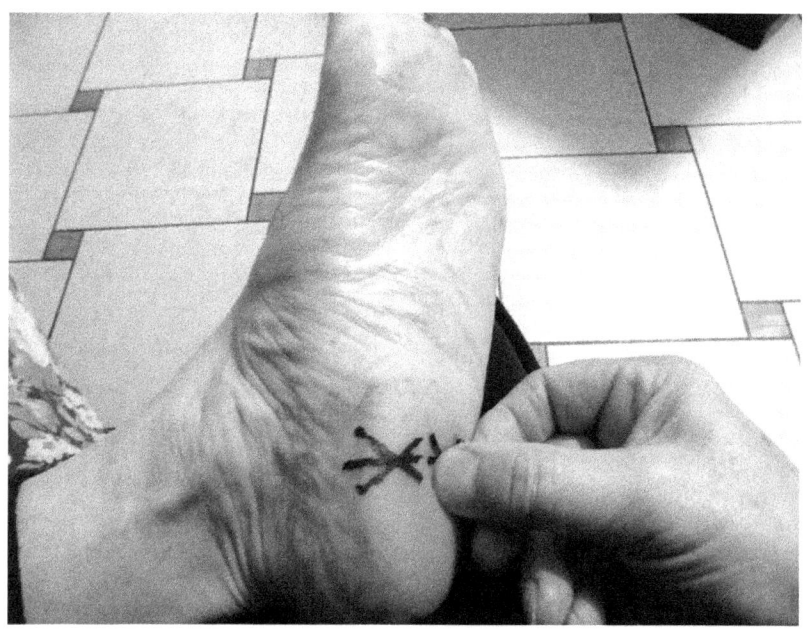

Den mit Sternen eingezeichneten Bereich
massieren

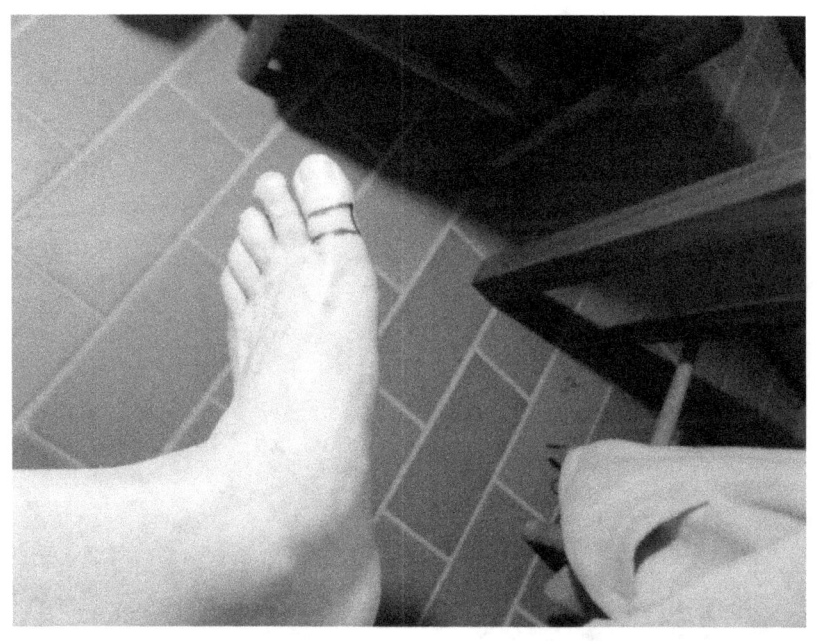

28. Reflex Punkt für die Nase

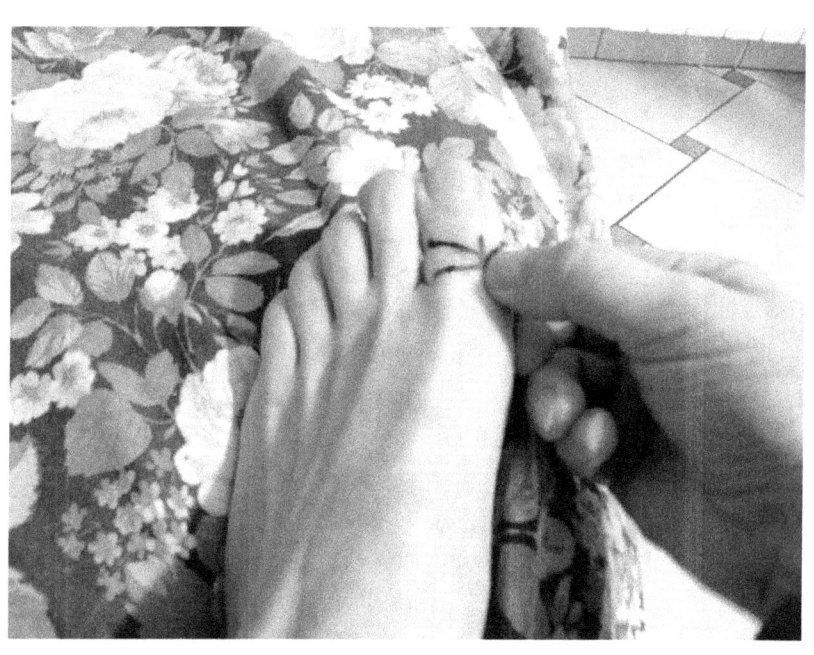

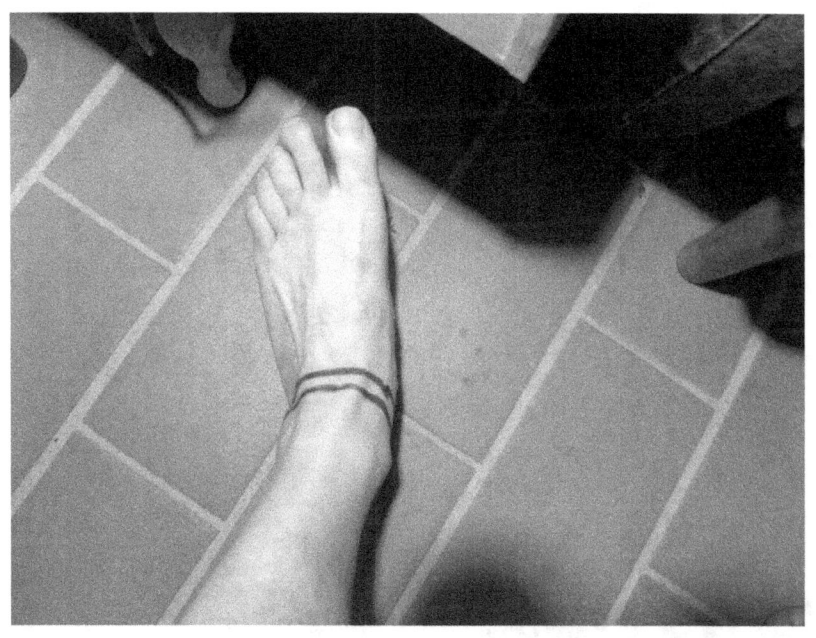

29.   Reflex Punkt für den Eileiter

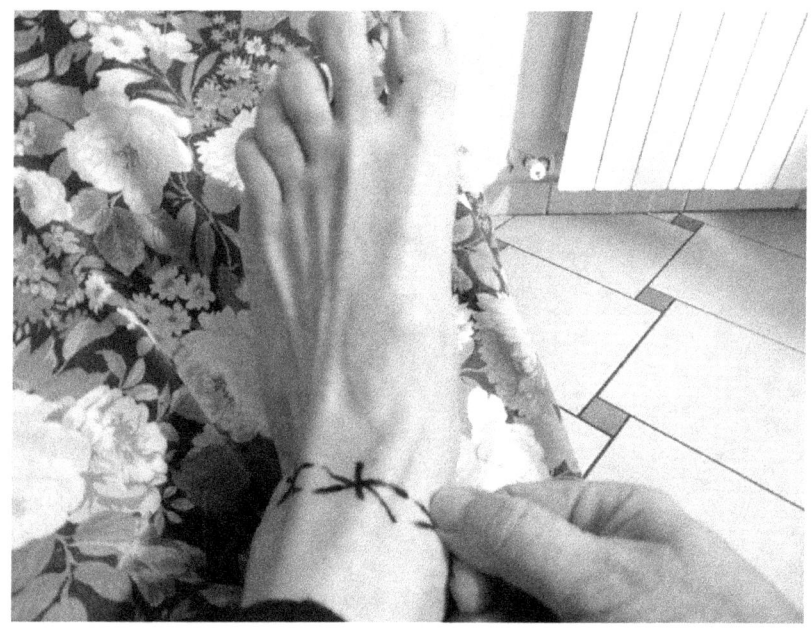

Den mit Sternen eingezeichneten Bereich
massieren

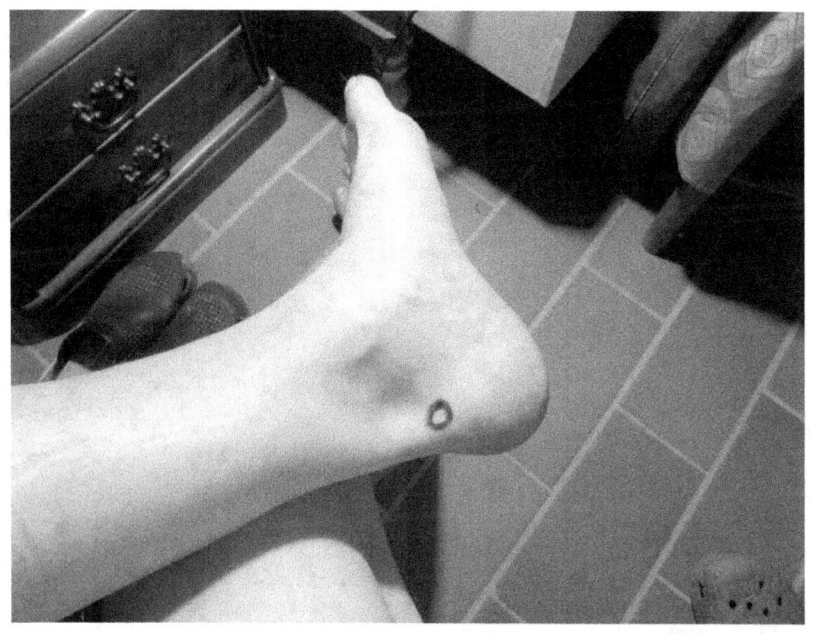

30. Reflex Punkt für den Mastdarm.

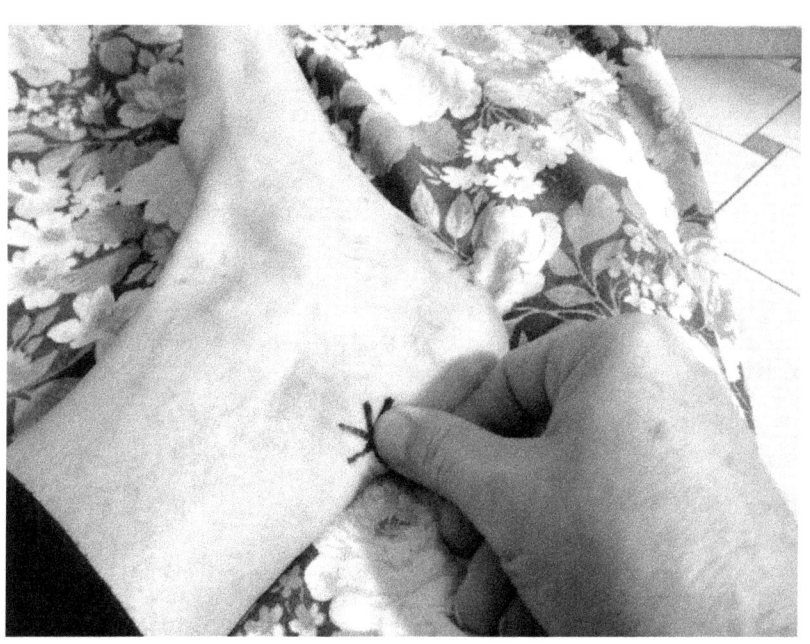

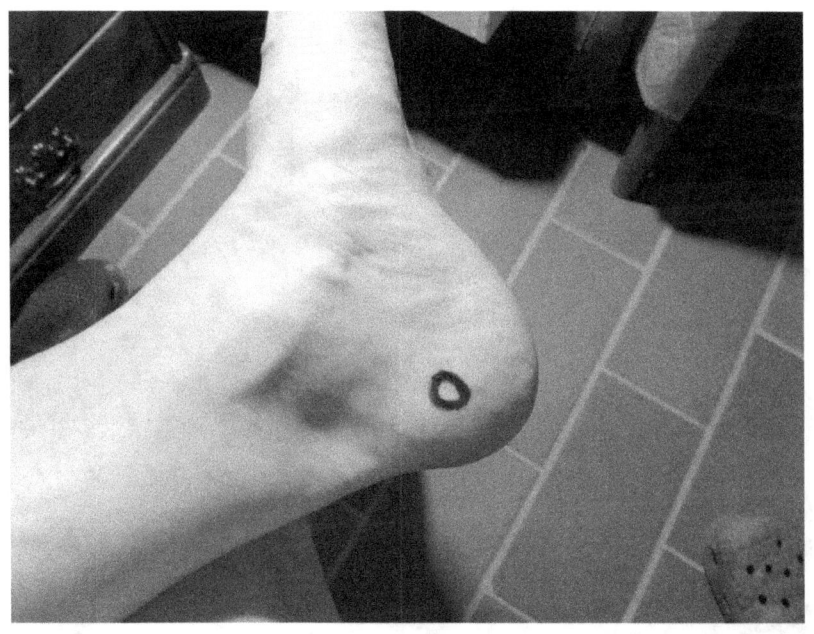

31.   Reflex Punkt für Prostata / Gebärmutter.

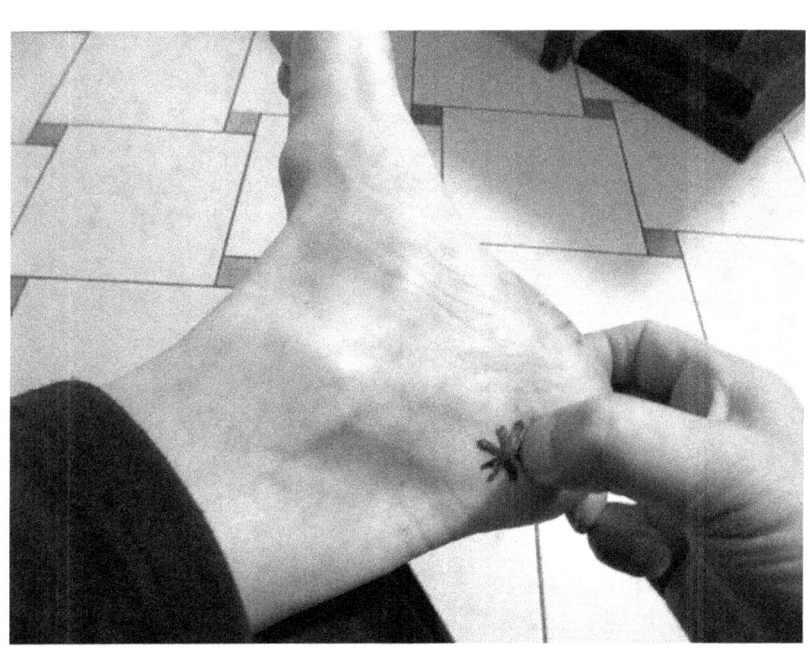

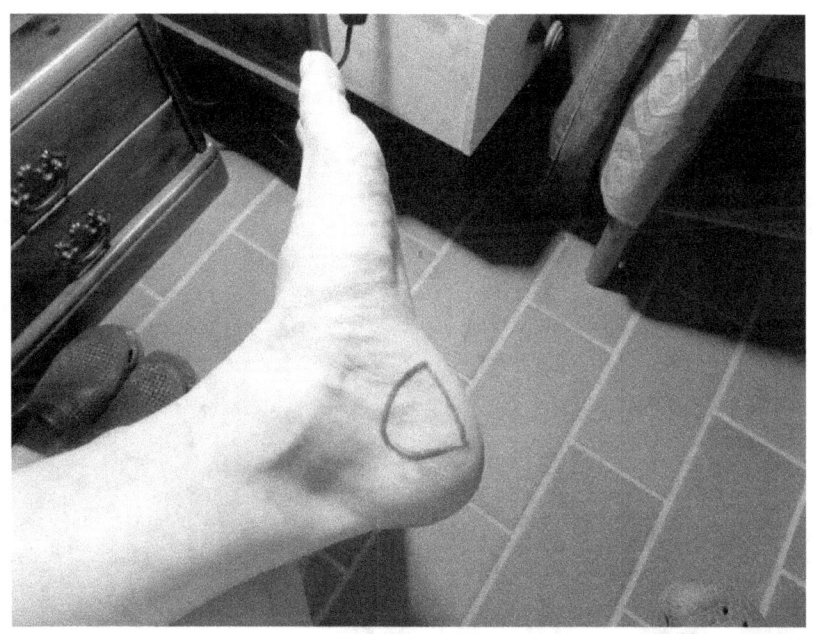

32.   Reflex Punkt für die Blase.

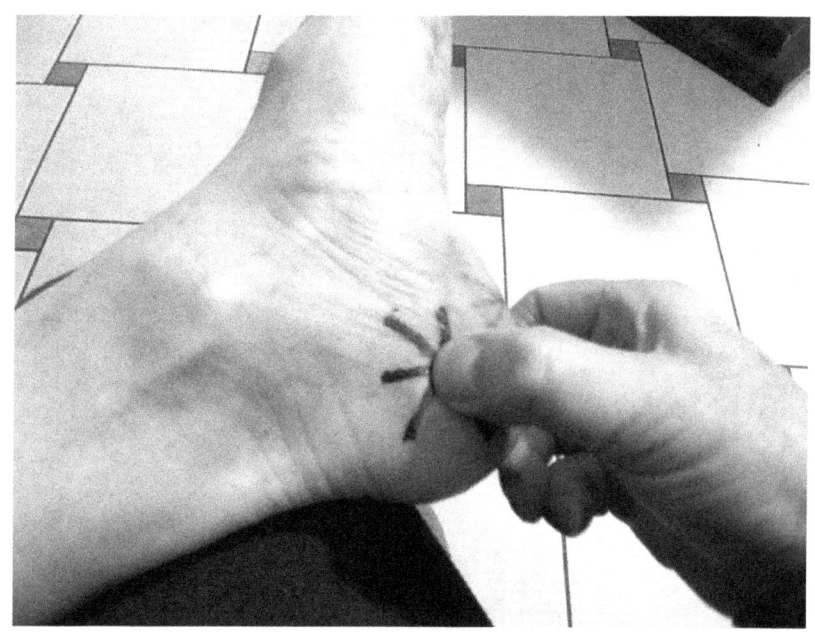

Den mit Sternen eingezeichneten Bereich
massieren

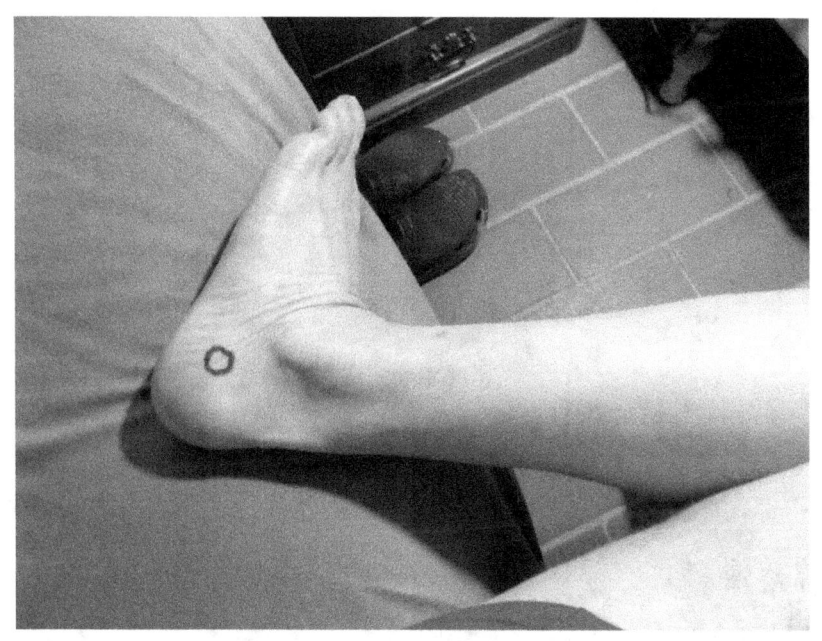

33. Reflex Punkt für Eierstock / Hoden.

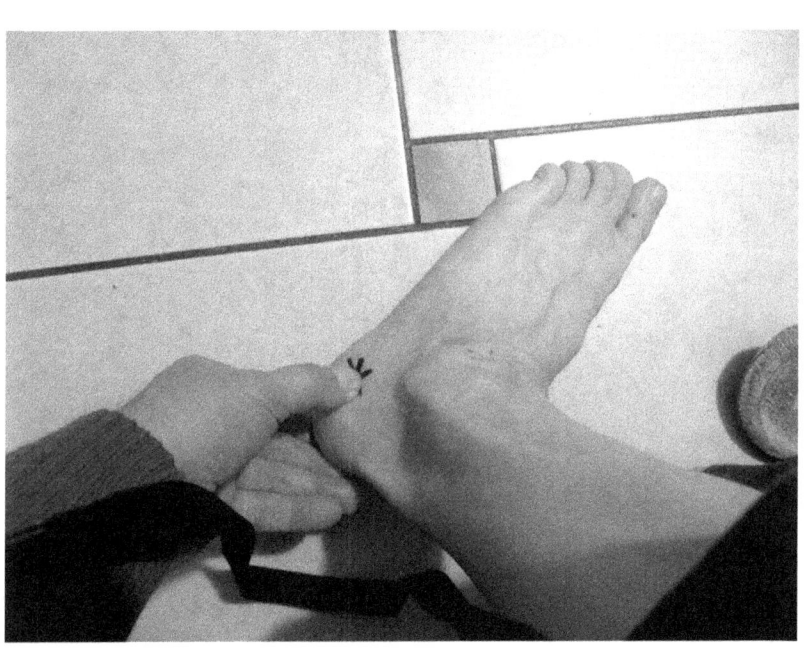

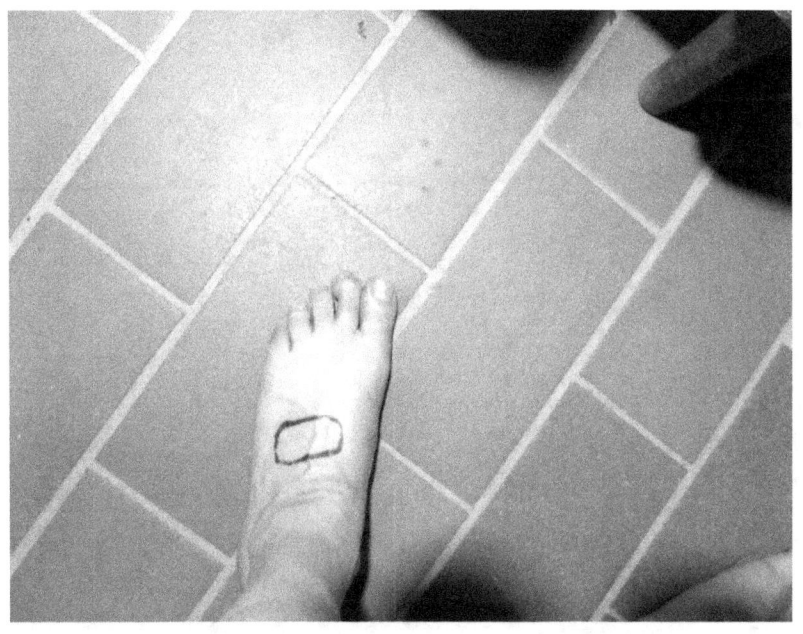

34. Reflex Punkt für die Brust.

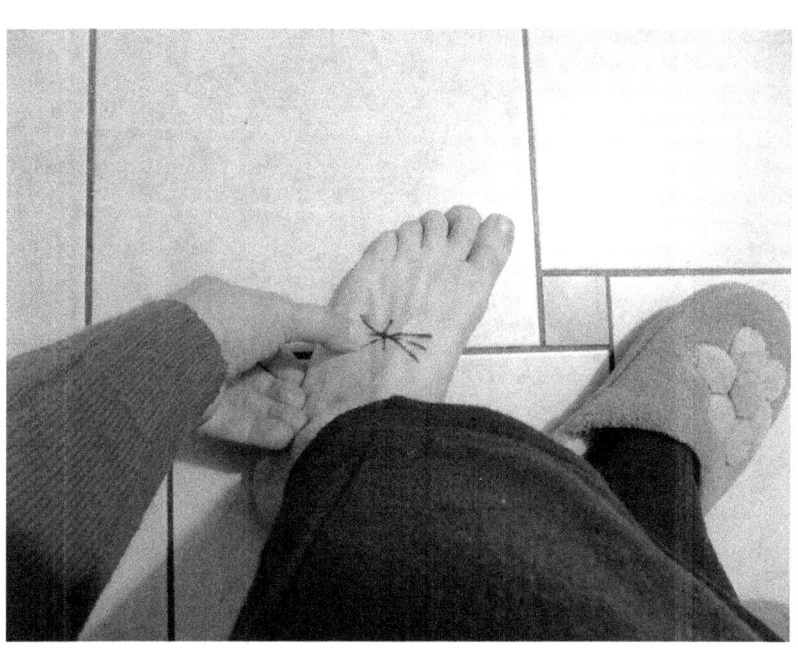

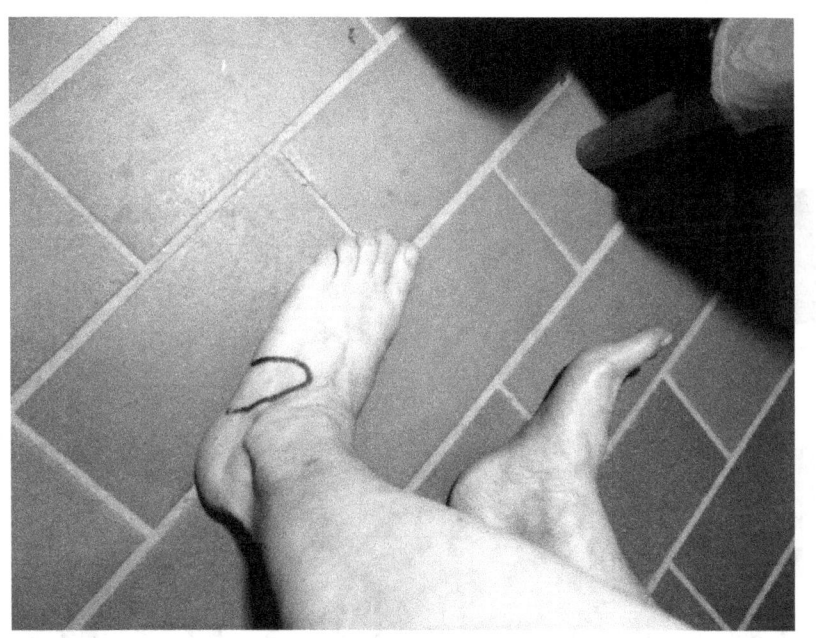

35.   Reflex Punkt für die Hüften.

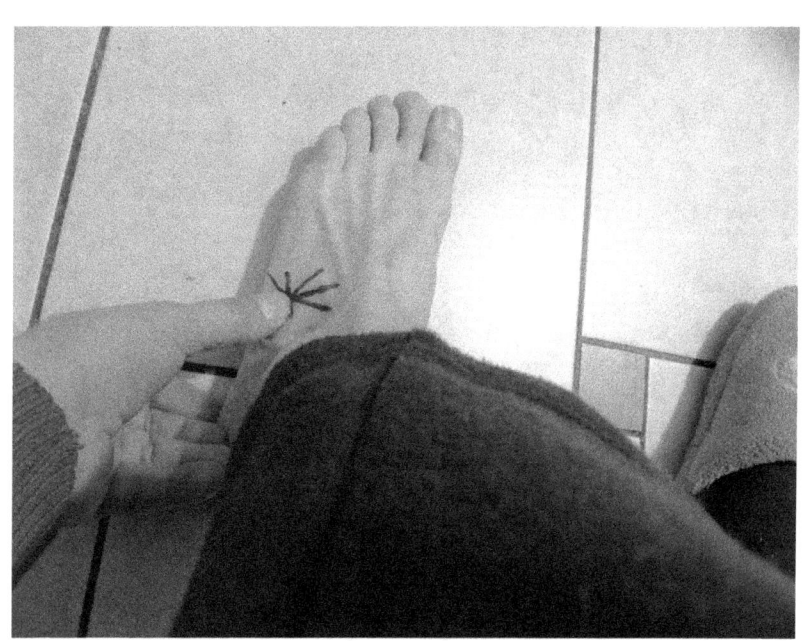

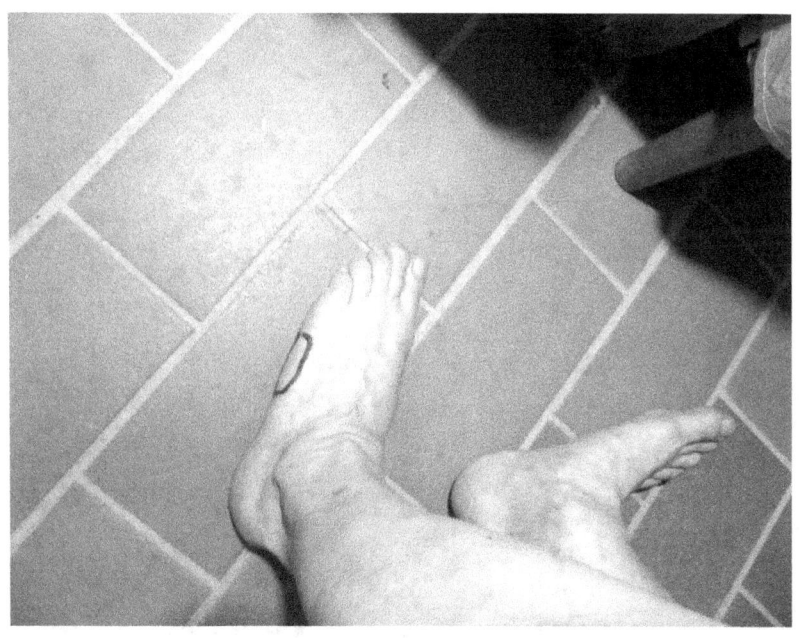

36.   Indirekter Reflex Punkt für die Ellbogen.

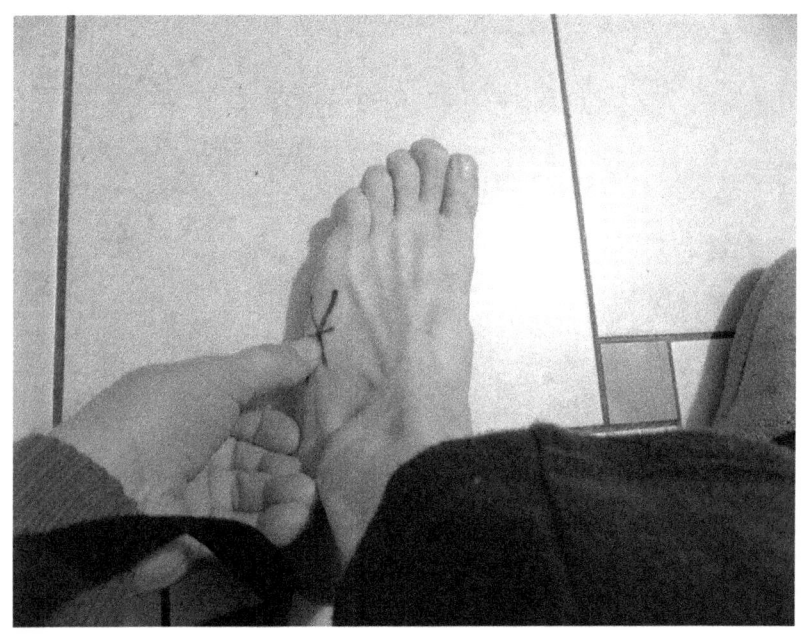

Den mit Sternen eingezeichneten Bereich
massieren

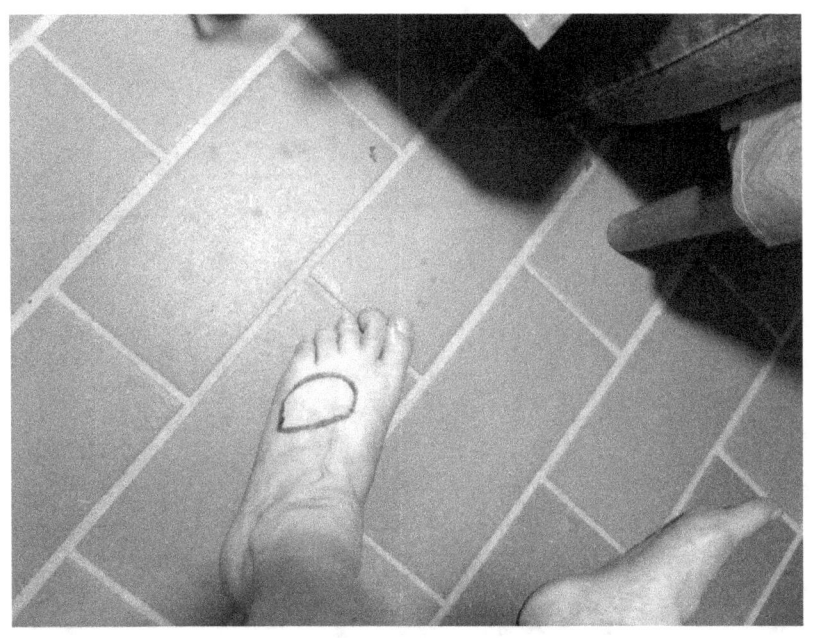

37.   Reflex Punkt für den Kreislauf.

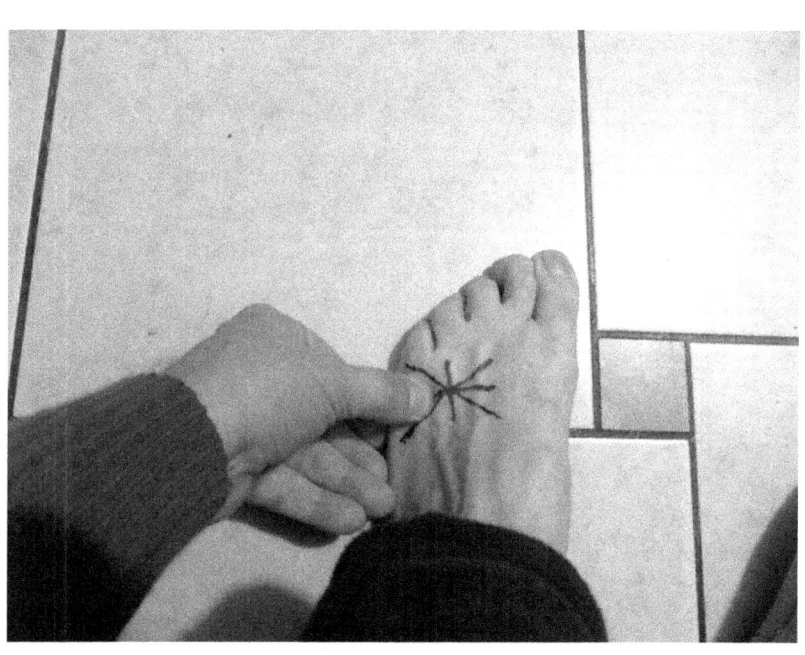

Reflex Punkte am rechten Fuß

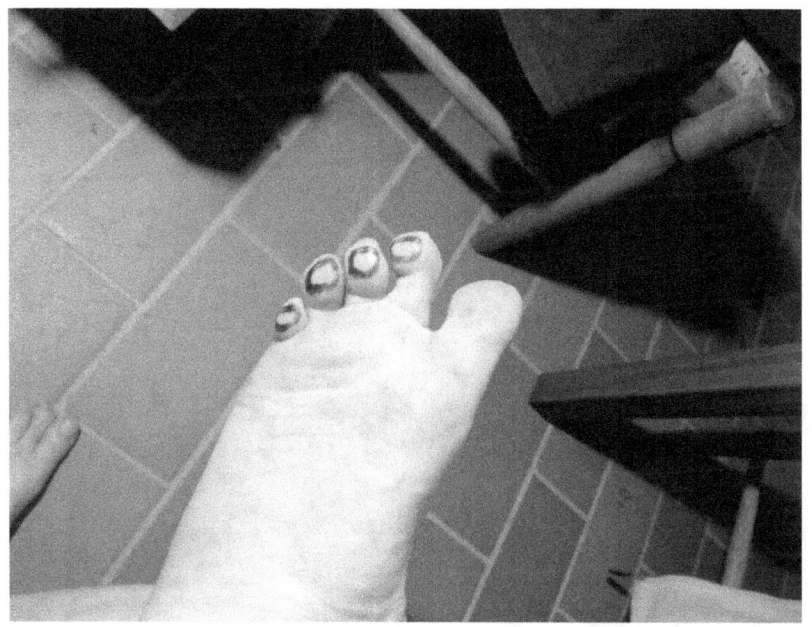

38. Jetzt der rechte Fuß. Reflex Punkte für die Nebenhöhlen und Zähne.

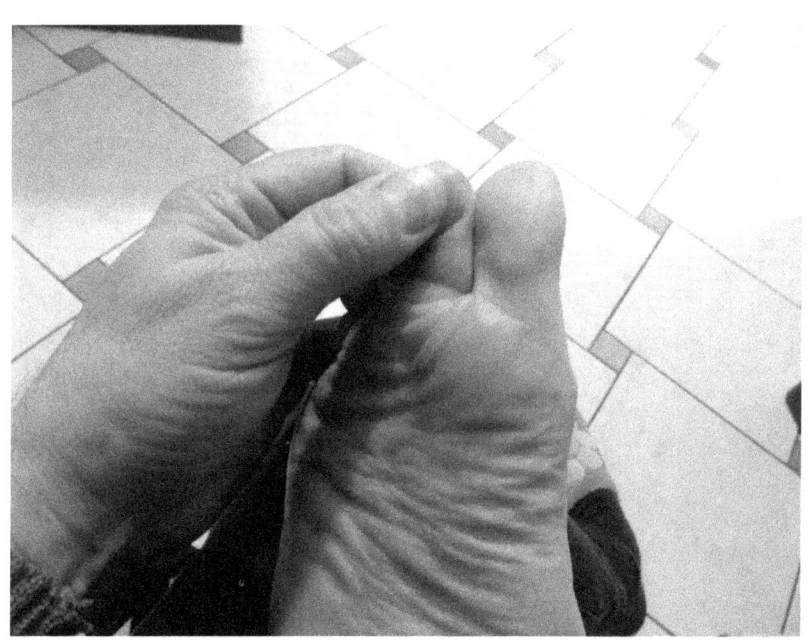

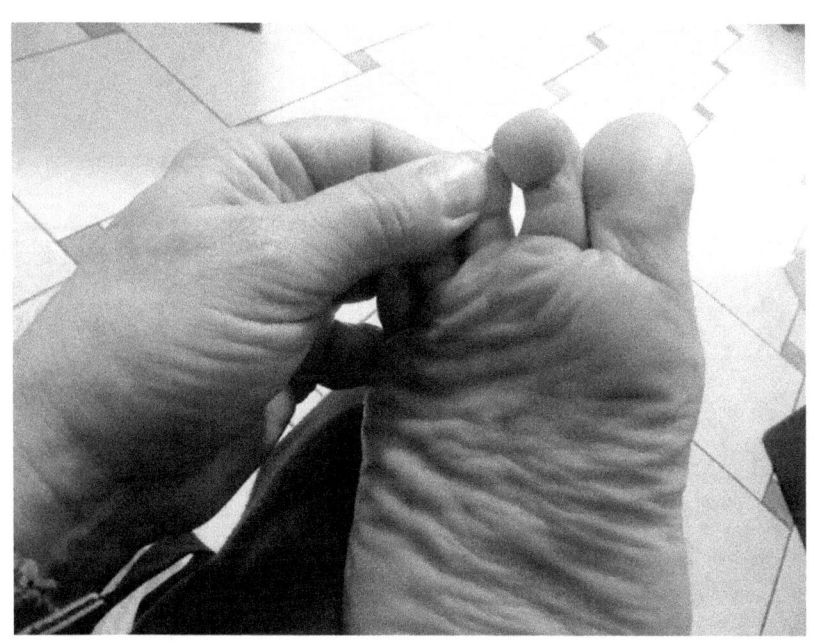

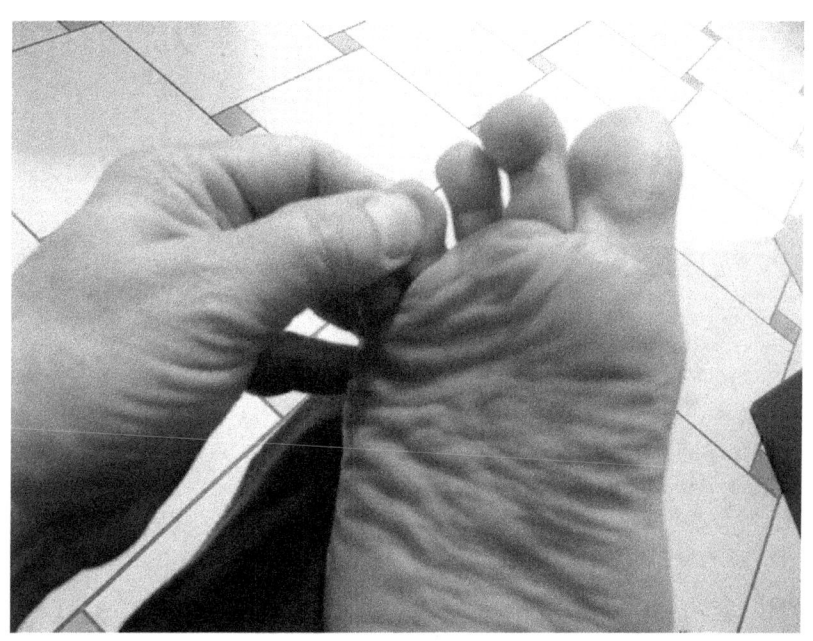

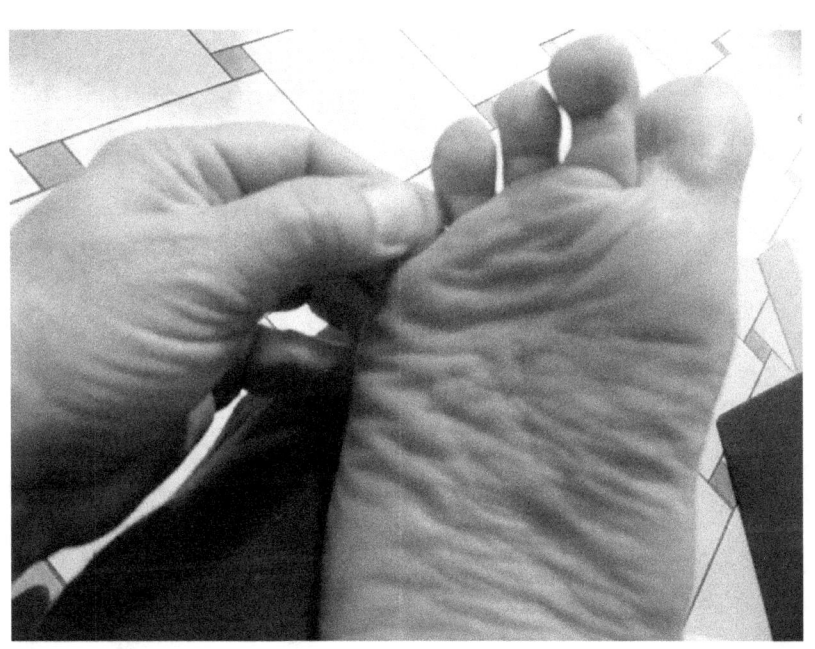

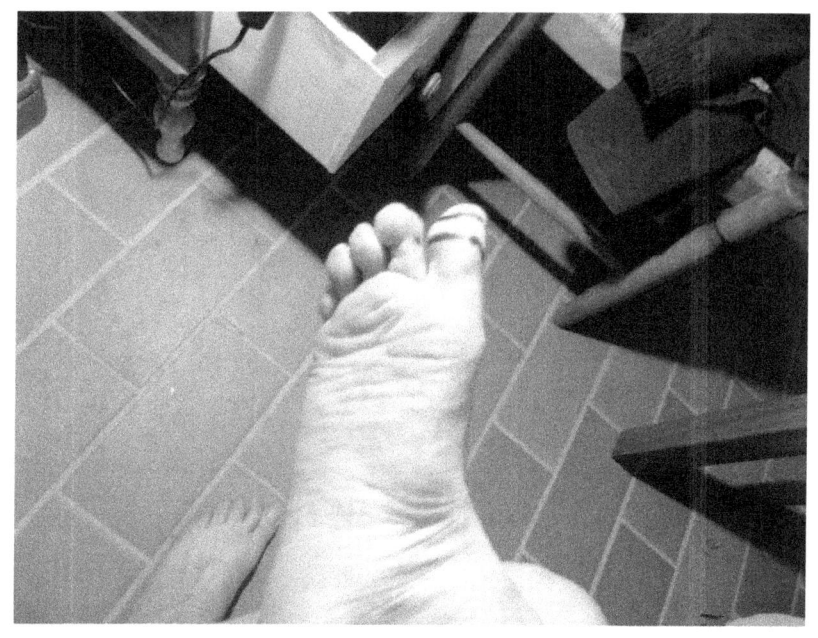

39. Reflex Punkt für das Großhirn.

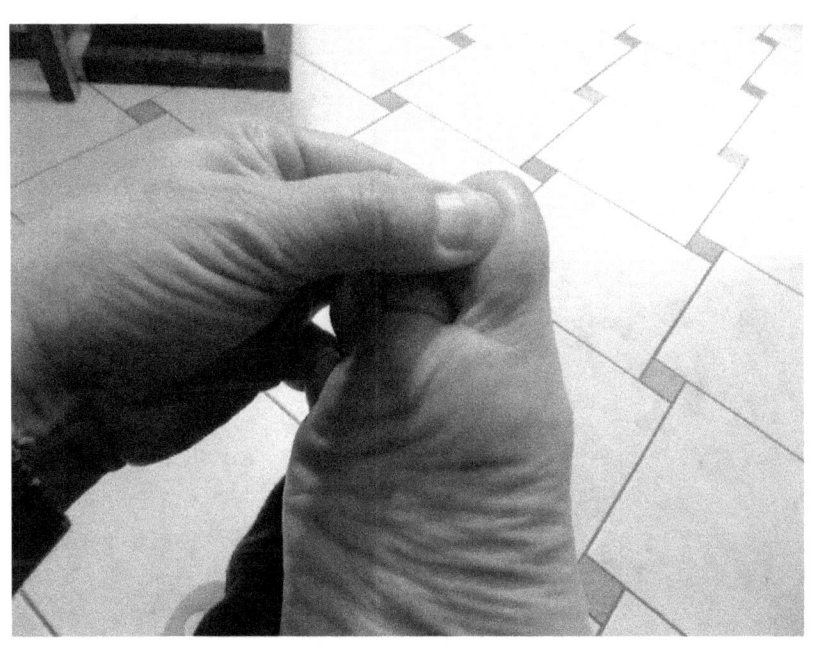

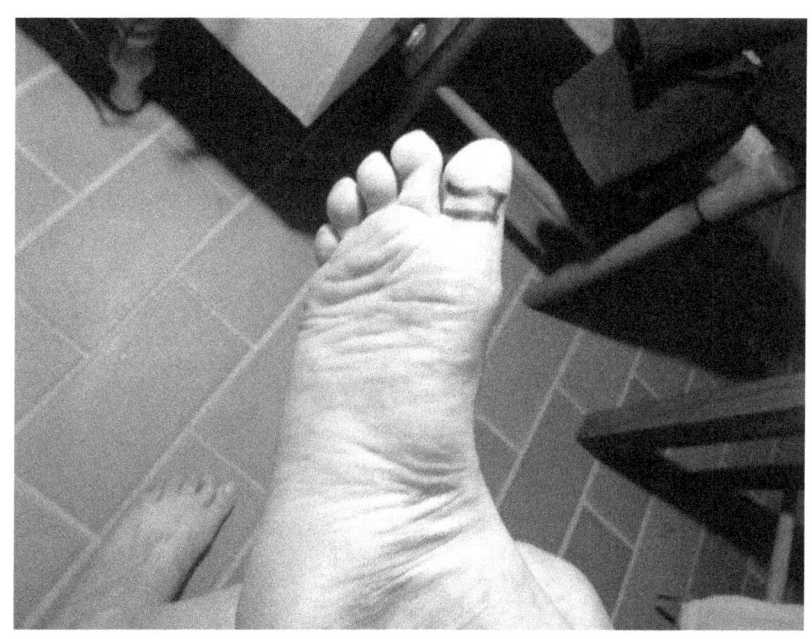

40.   Reflex Punkt für das Kleinhirn.

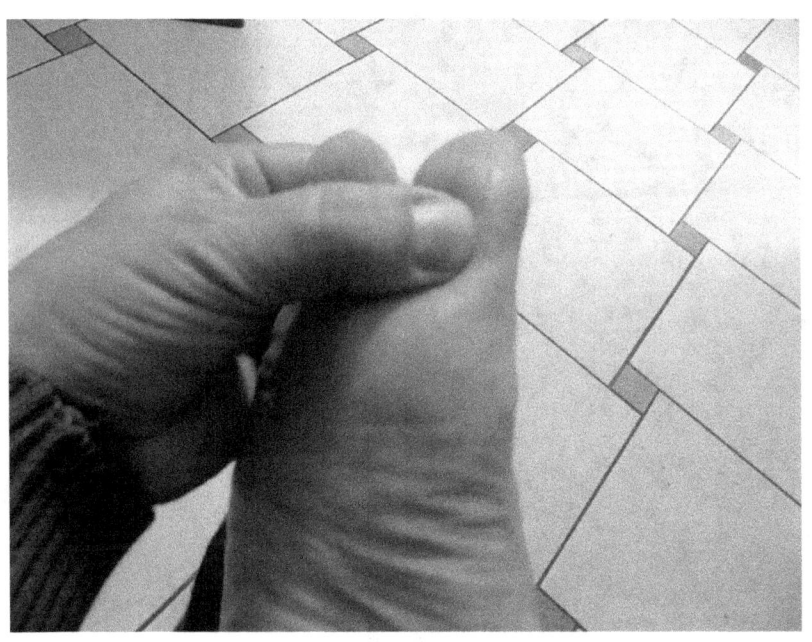

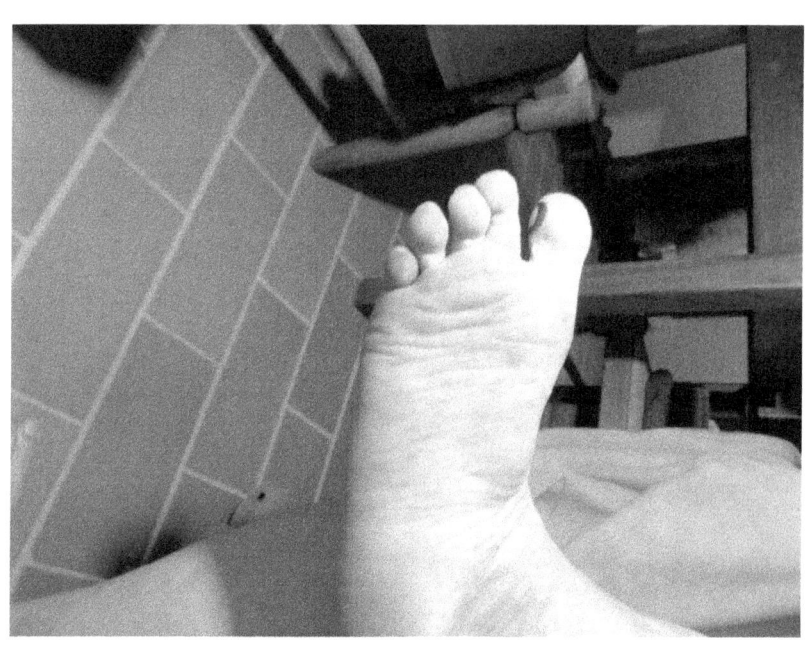

41. Reflex Punkt für die Schläfen.

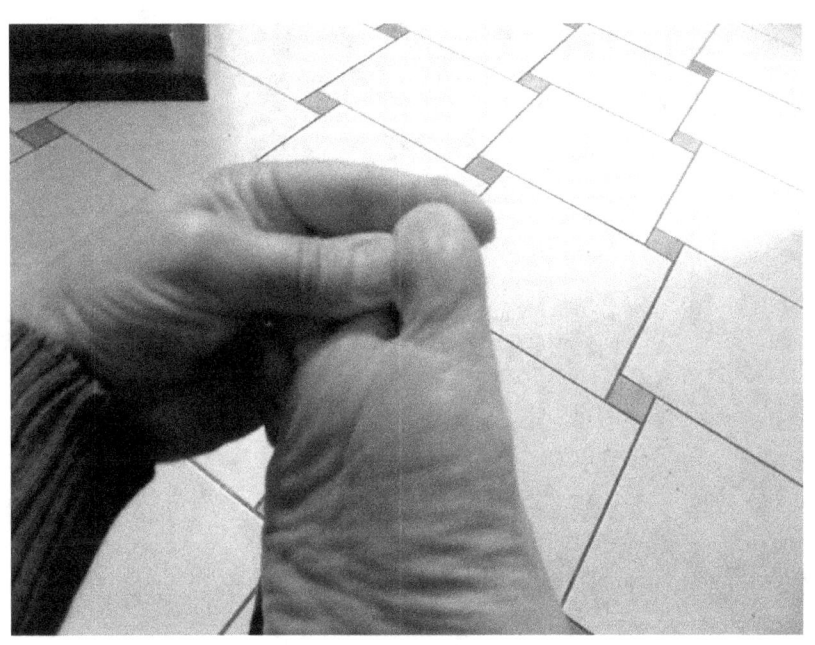

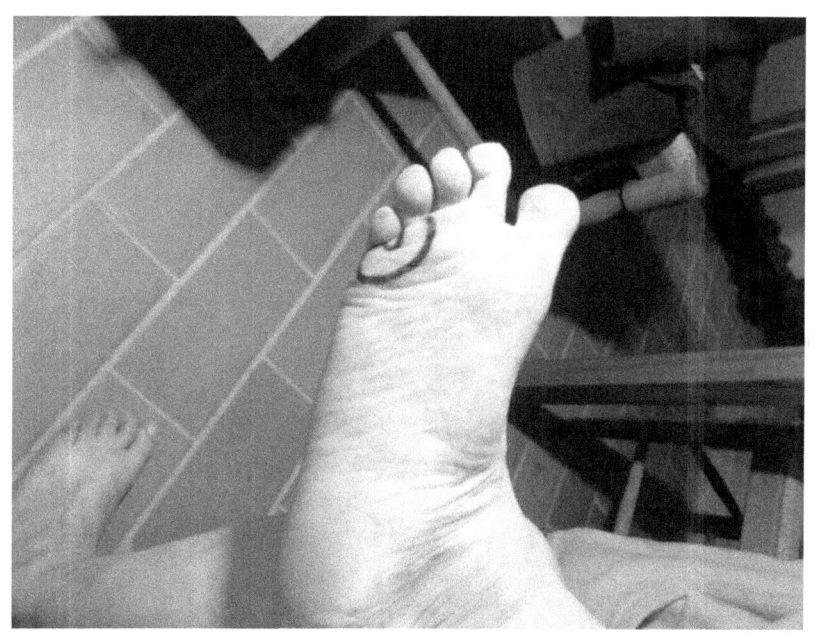

42. Reflex Punkt für die Ohren.

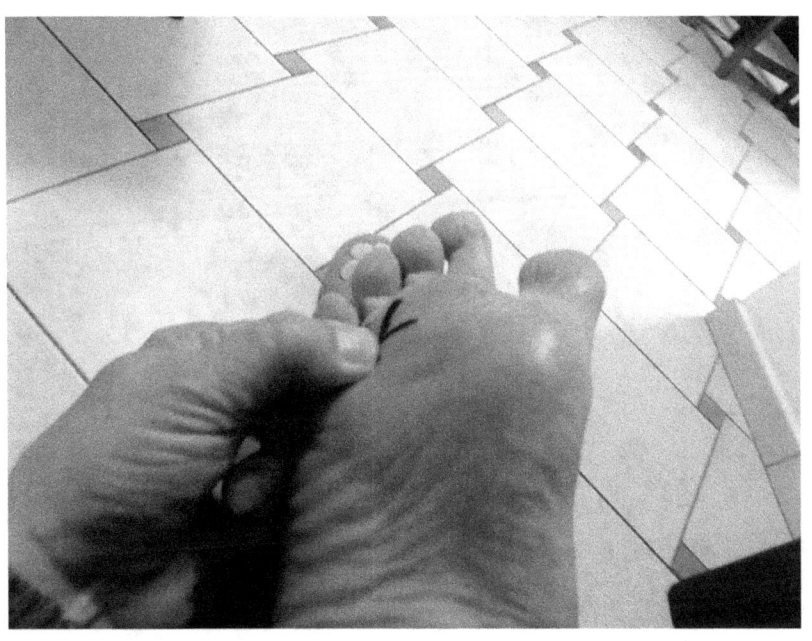

Den mit Sternen eingezeichneten Bereich
massieren

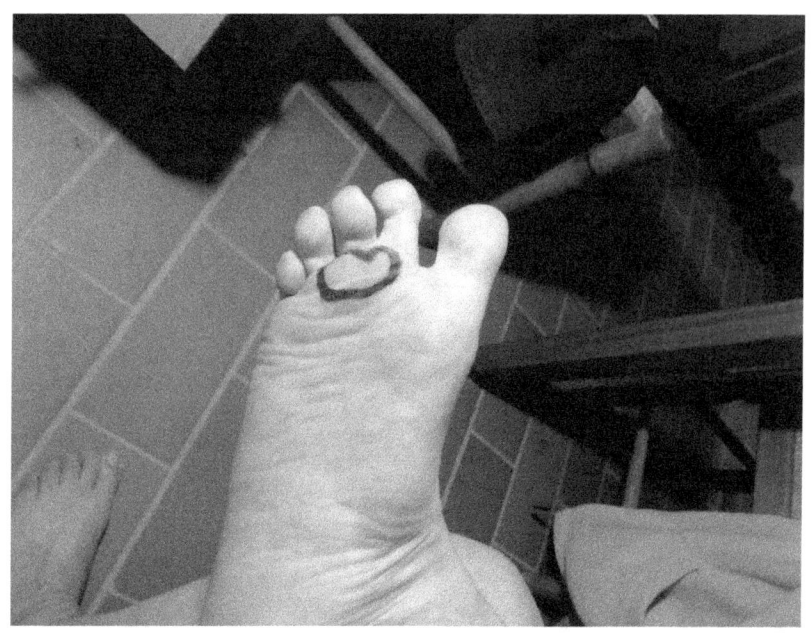

43. Reflex Punkt für die Augen.

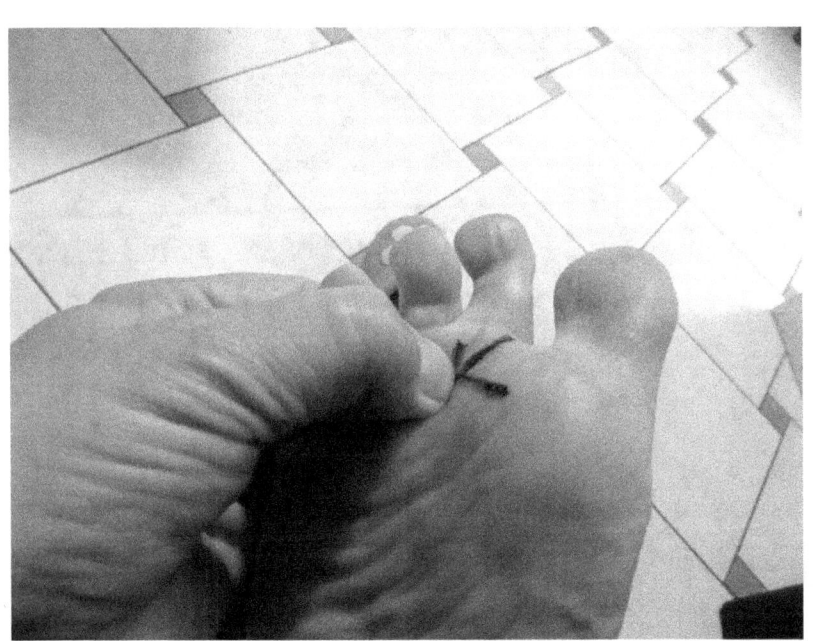

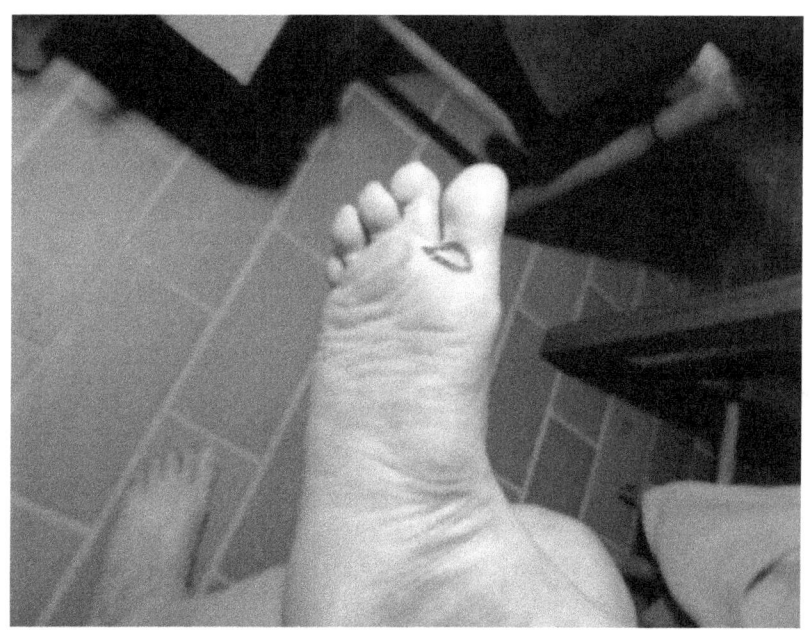

44.   Reflex Punkt für den Nacken.

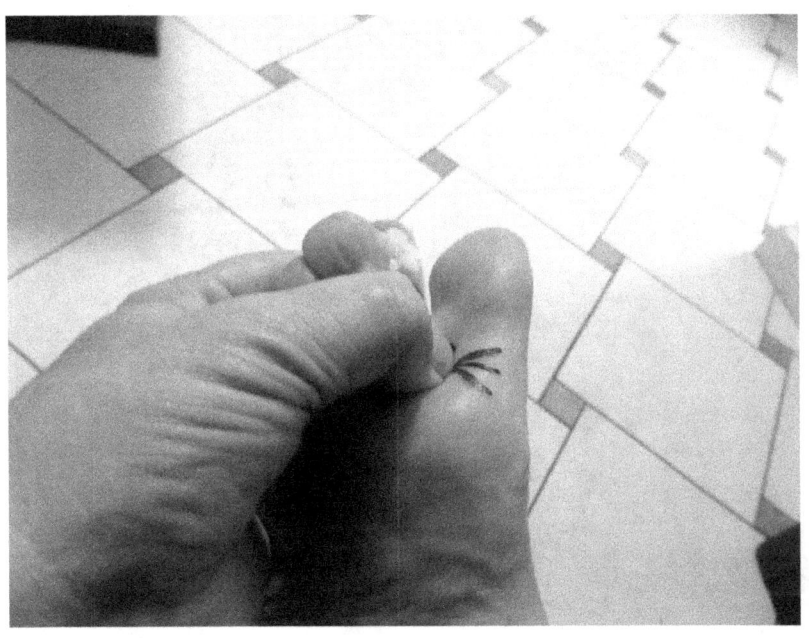

Den mit Sternen eingezeichneten Bereich
massieren

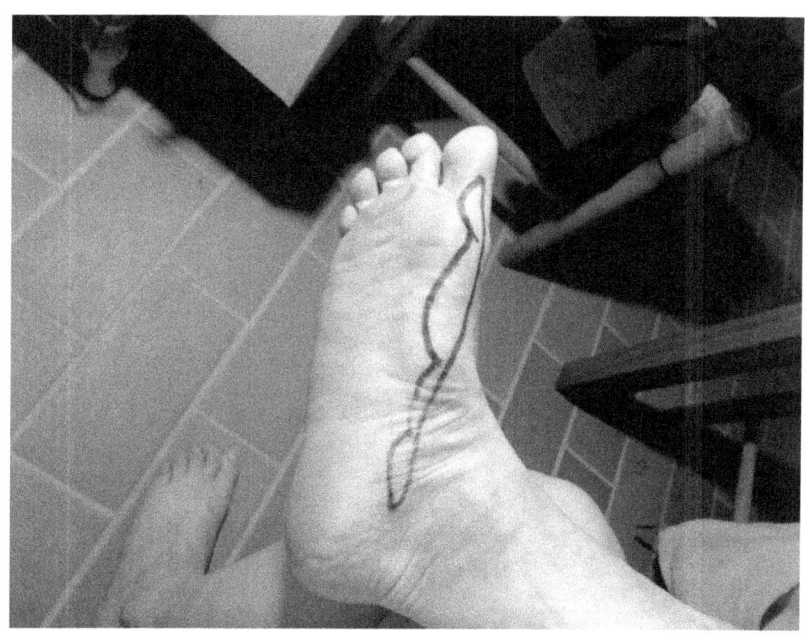

45. Reflex Punkt für die
Rücksäule. Halswirbel sind der obere Punkt.

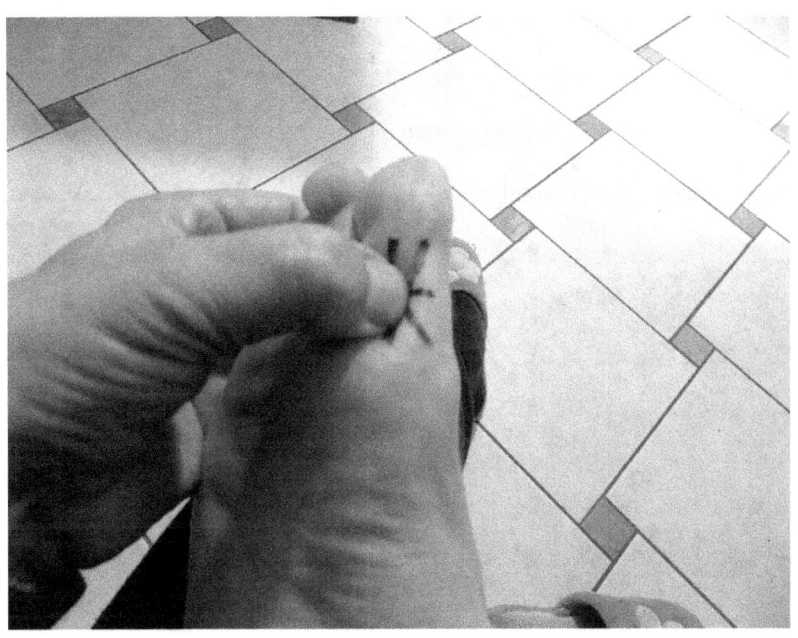

Den mit Sternen eingezeichneten Bereich
massieren

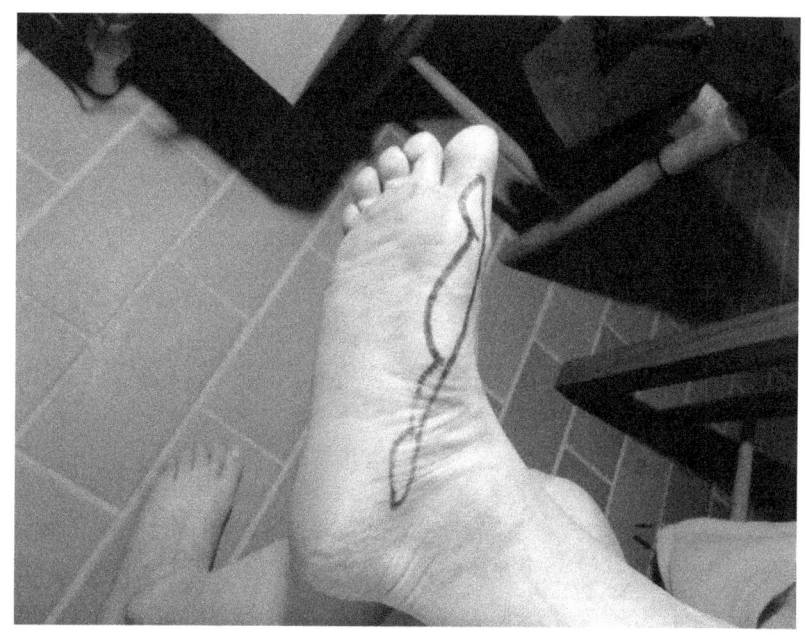

46. Reflex Punkt für die Rücksäule. Brustwirbel sind der 2. Punkt von oben.

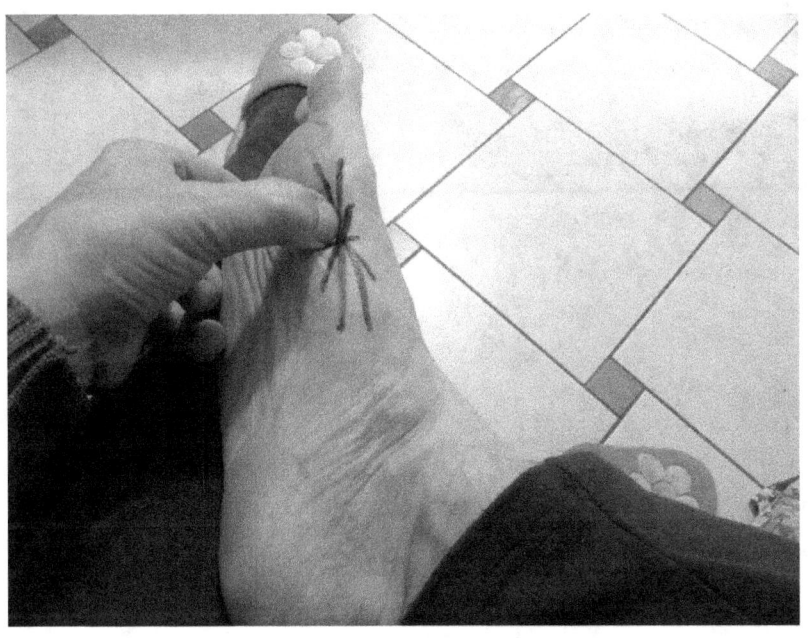

Den ganzen mit Sternen eingezeichneten Bereich
massieren

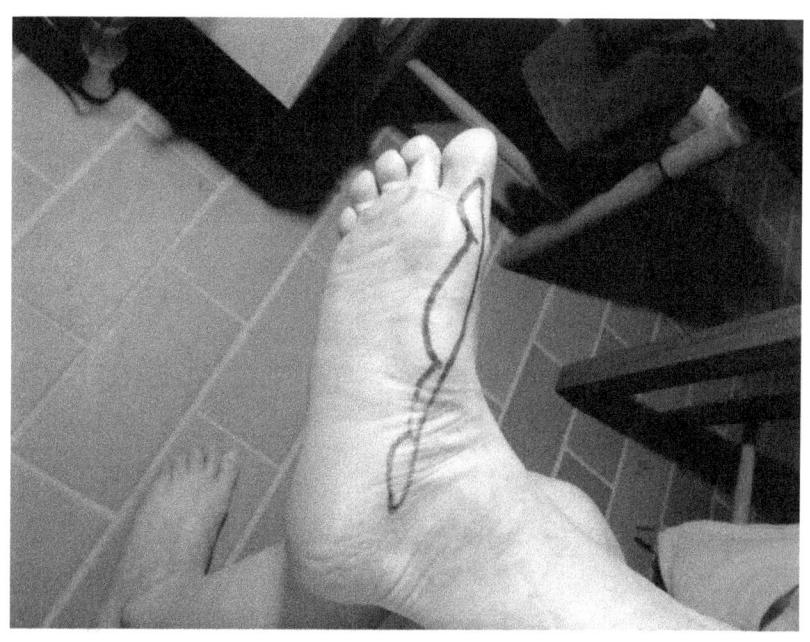

47. Reflex Punkt für die
Rücksäule. Lendenwirbel sind der 3. Punkt
von oben.

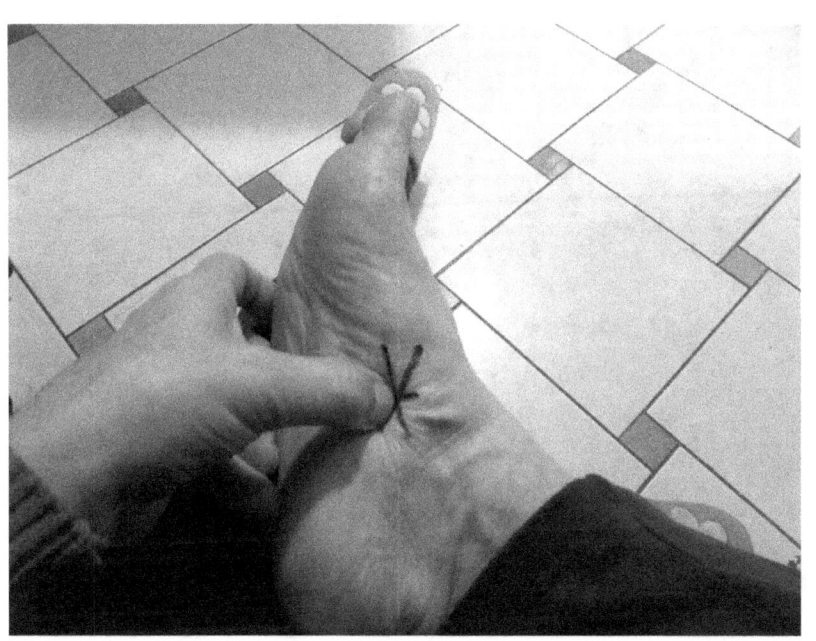

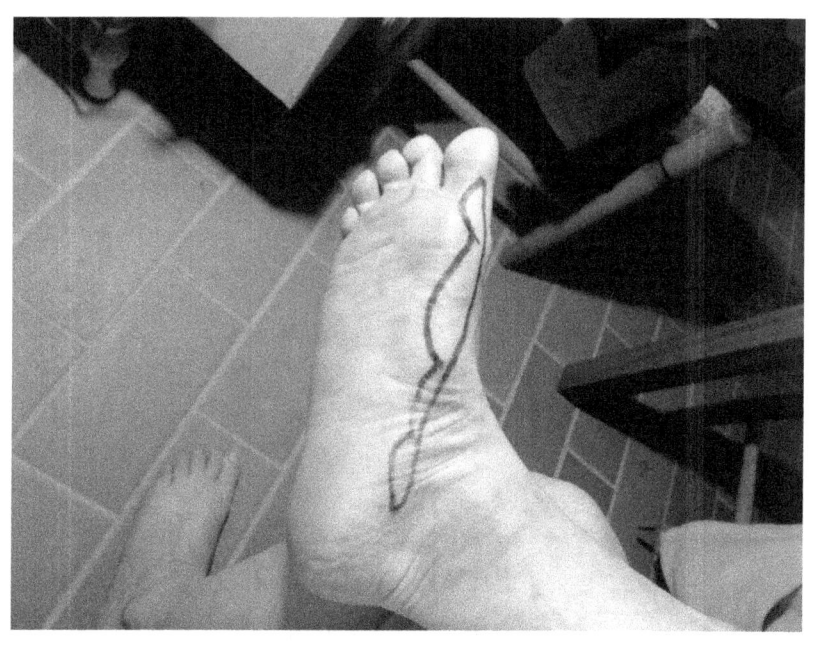

48. Reflex Punkt für die
Rücksäule. Steißbein ist der untere Punkt.

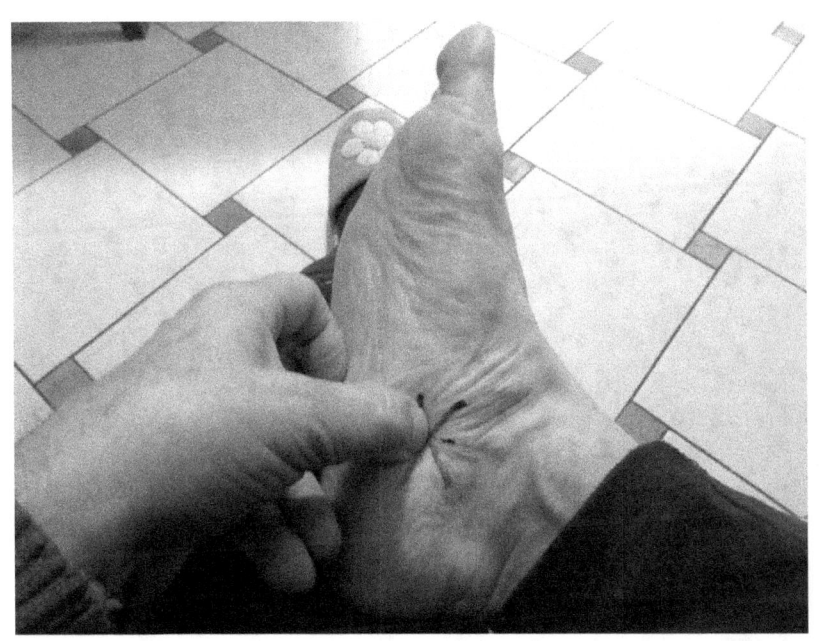

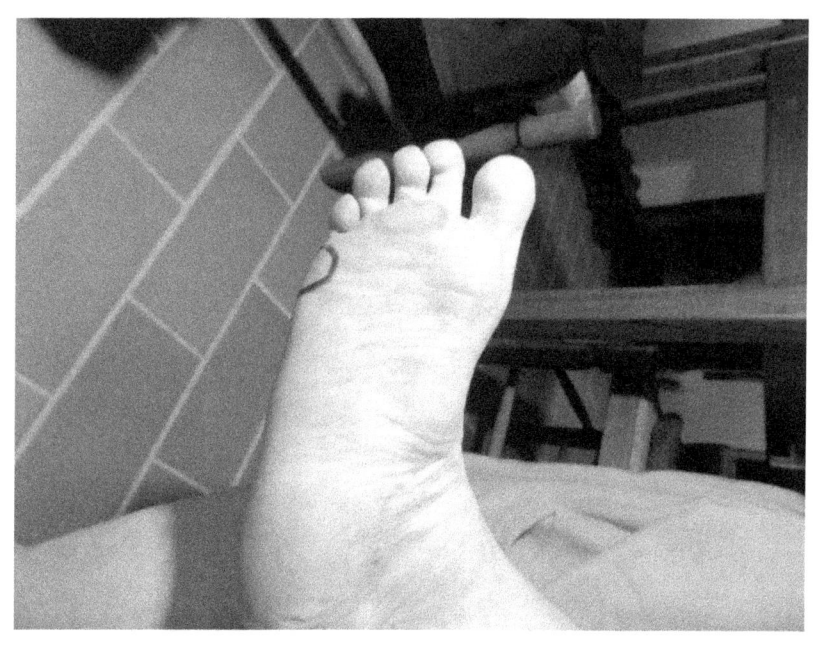

49.   Reflex Punkt für die Schulter.

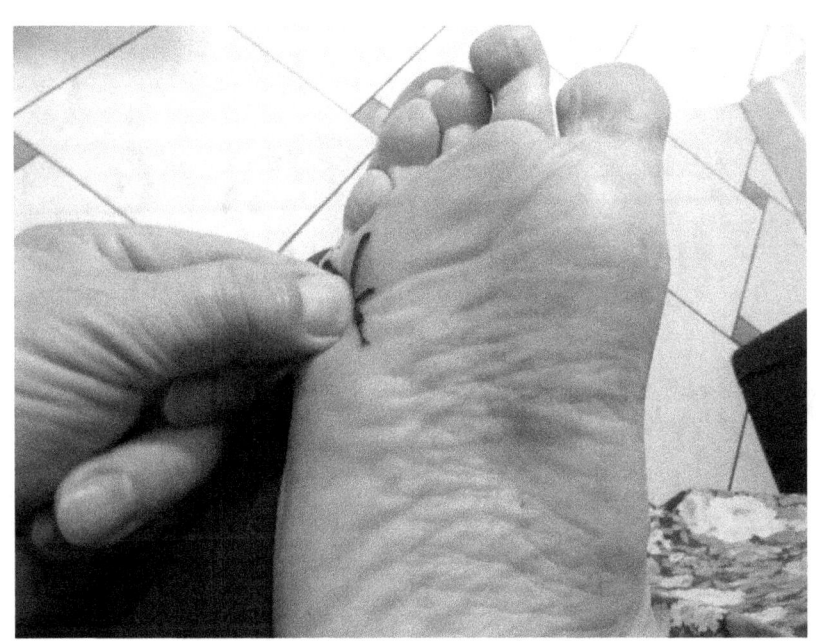

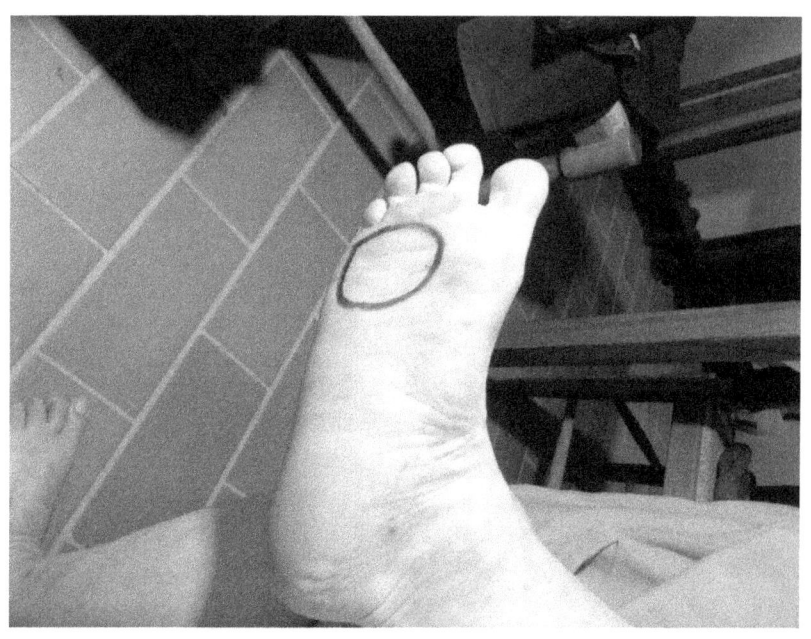

50. Reflex Punkt für Lungen und Bronchien.

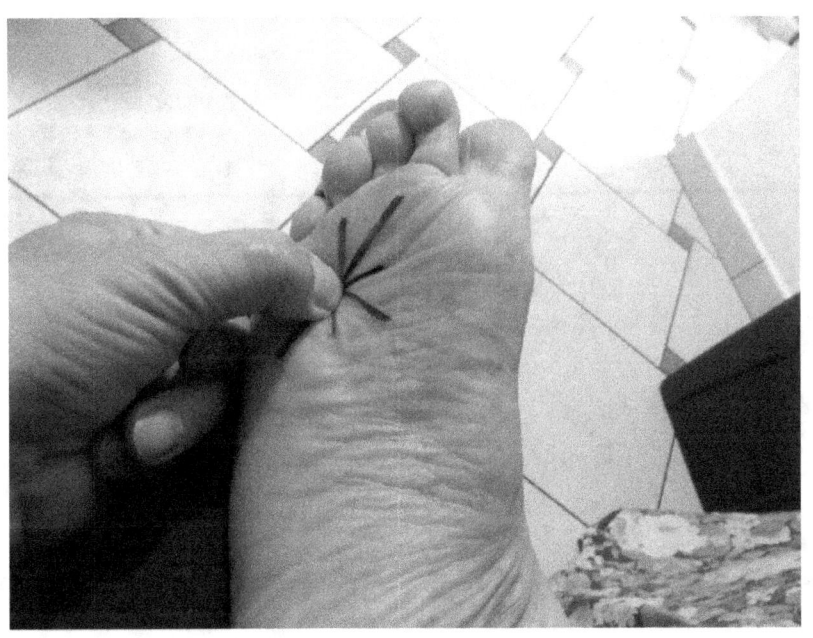

Den mit Sternen eingezeichneten Bereich
massieren

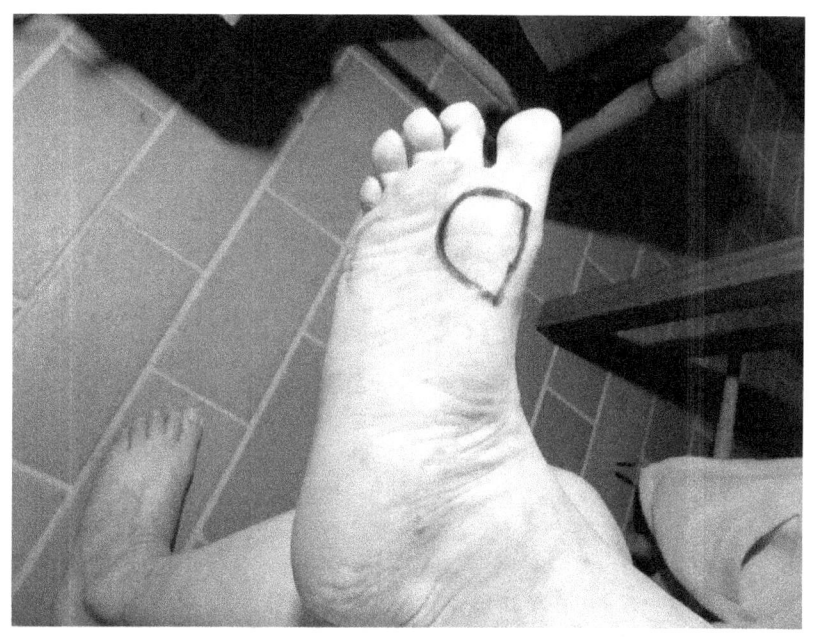

51.   Reflex Punkt für die Schilddrüse.

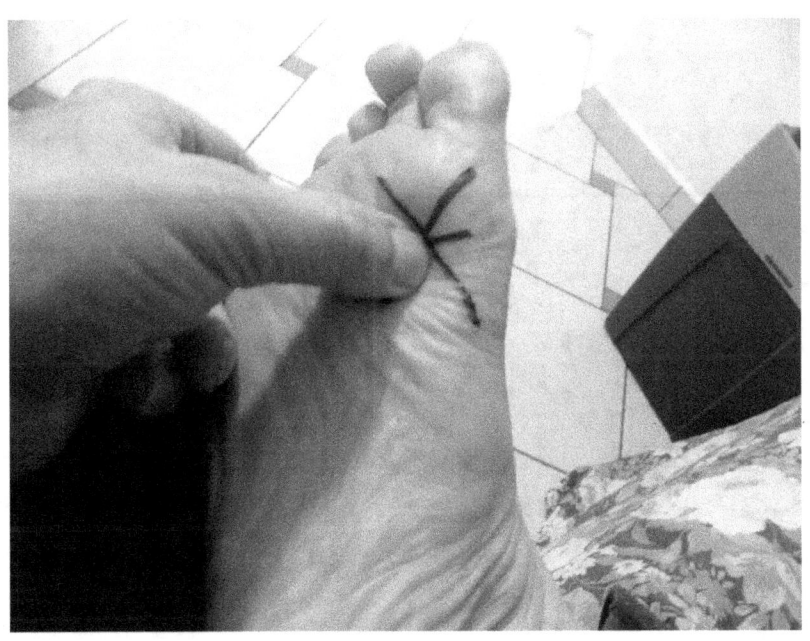

Den mit Sternen eingezeichneten Bereich
massieren

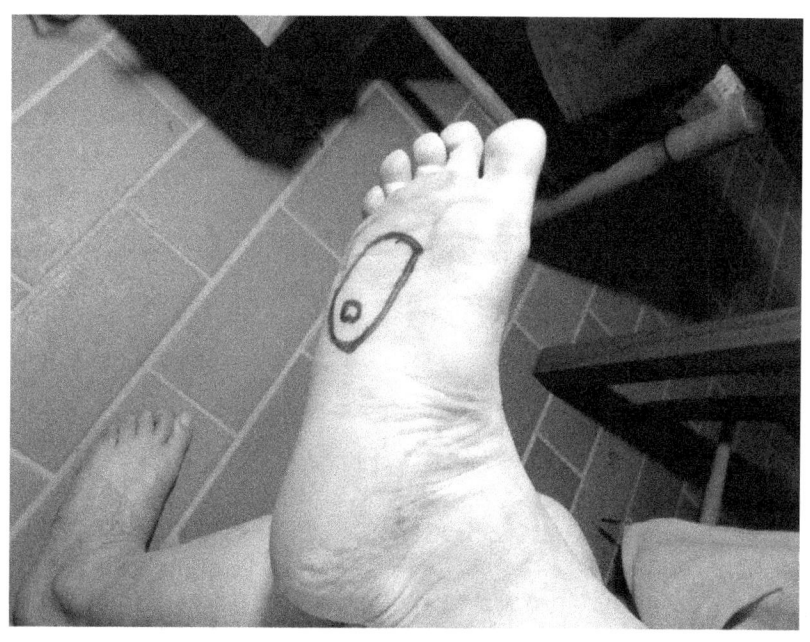

52. Reflex Punkt für die Leber, der große Bereich.

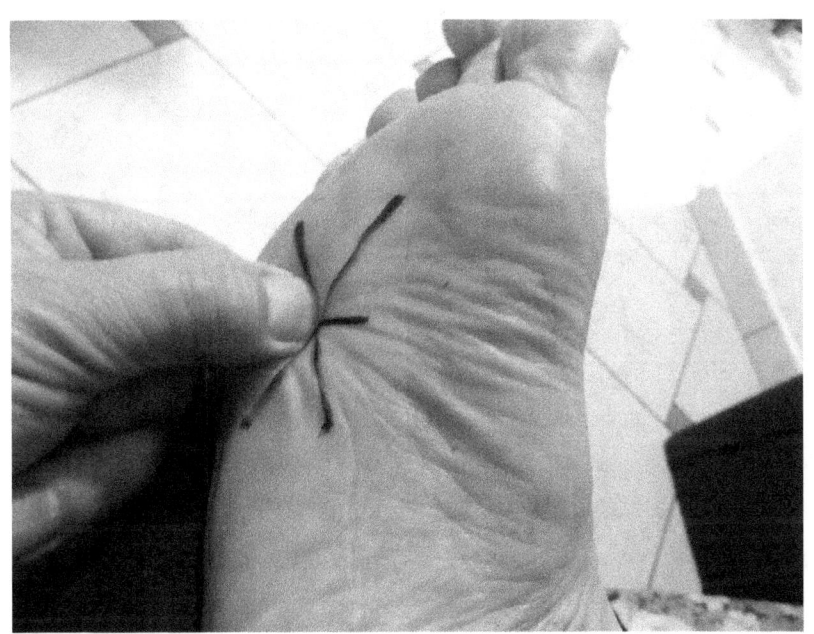

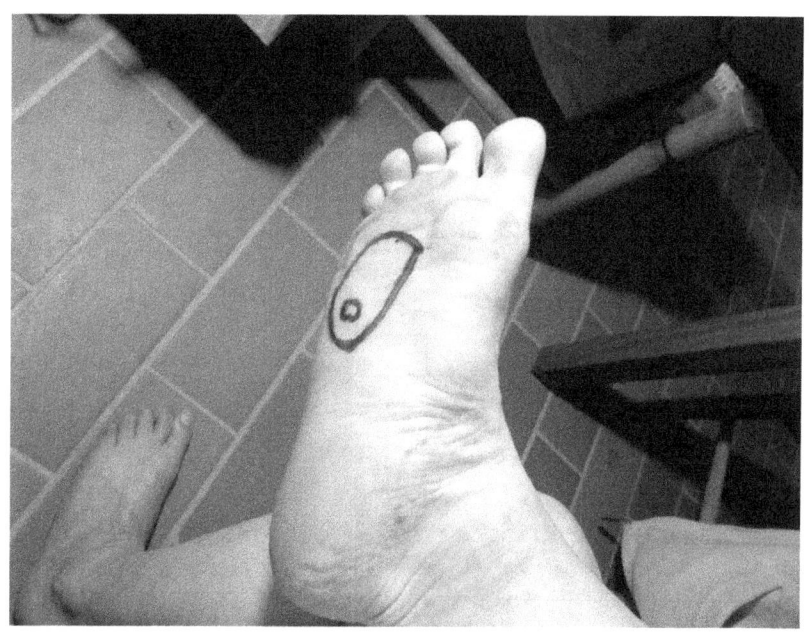

53. Reflex Punkt für die Galle, der kleine
Punkt.

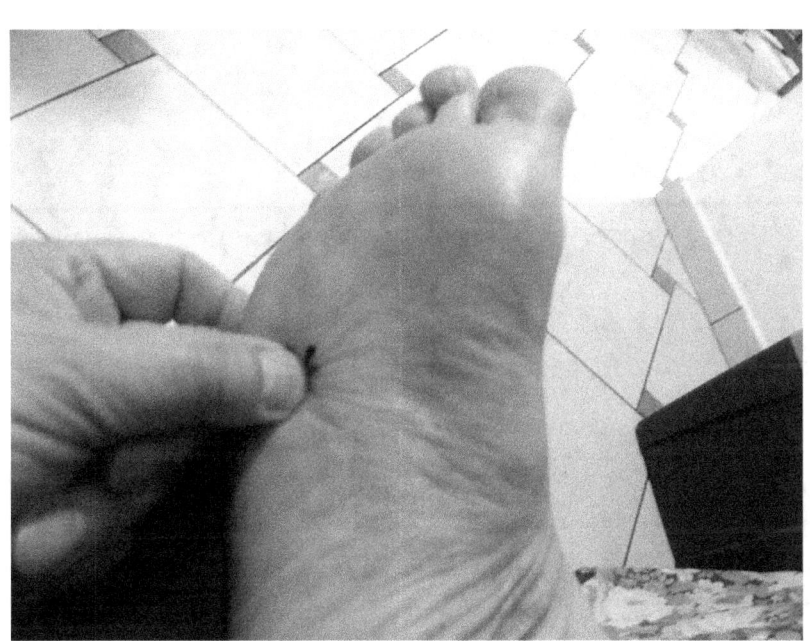

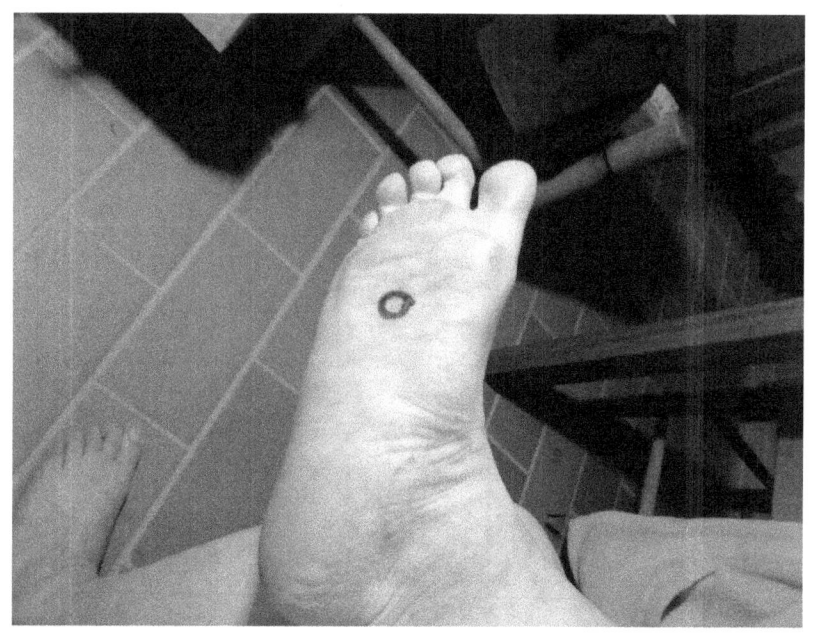

54. Reflex Punkt für den Solar Plexus.

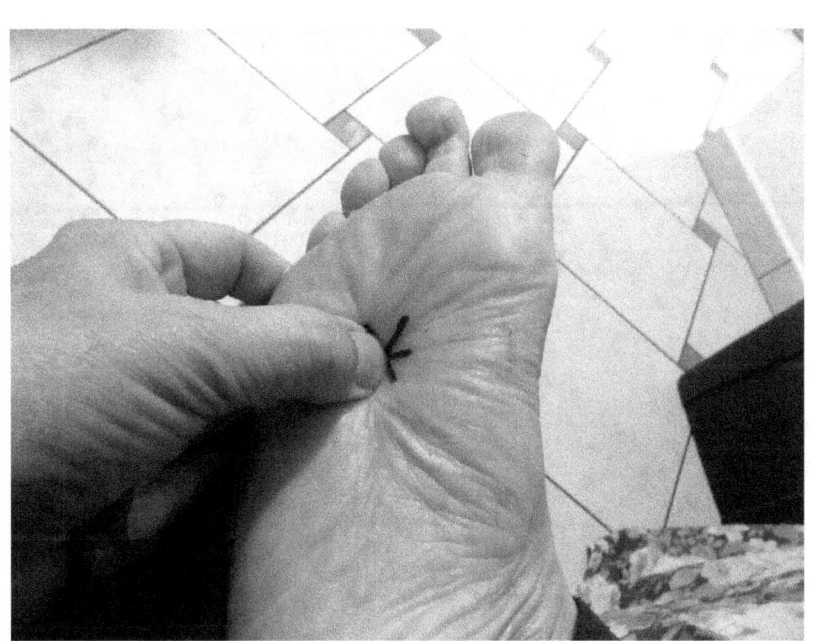

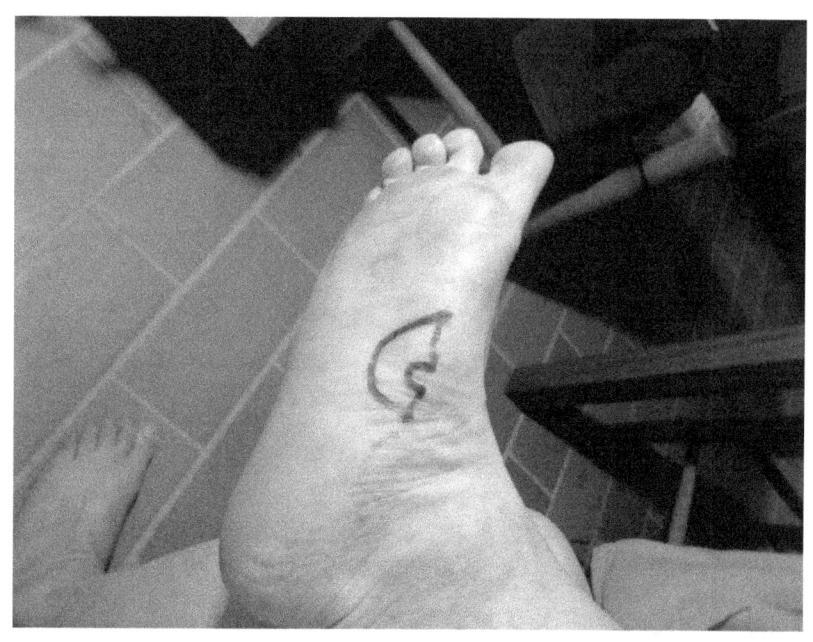

55. Reflex Punkt für den Magen.

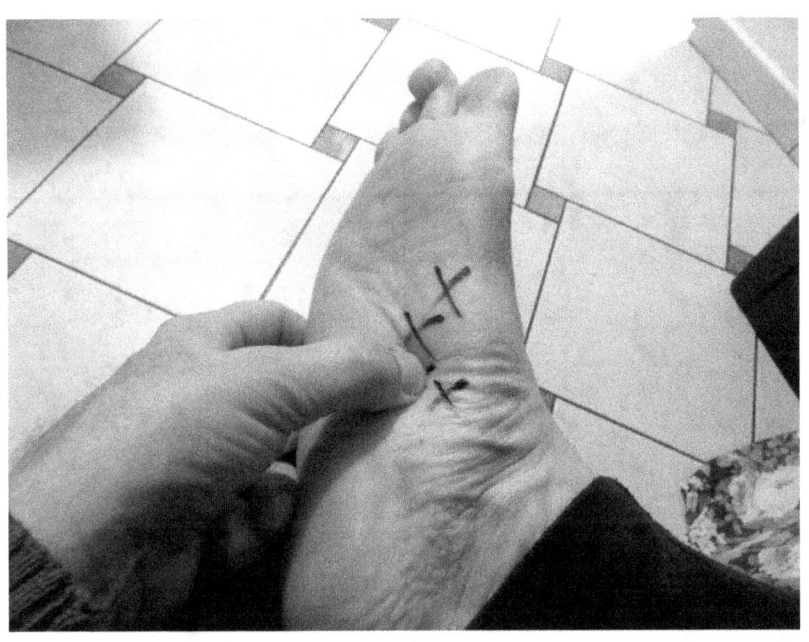

Den mit Sternen eingezeichneten Bereich
massieren

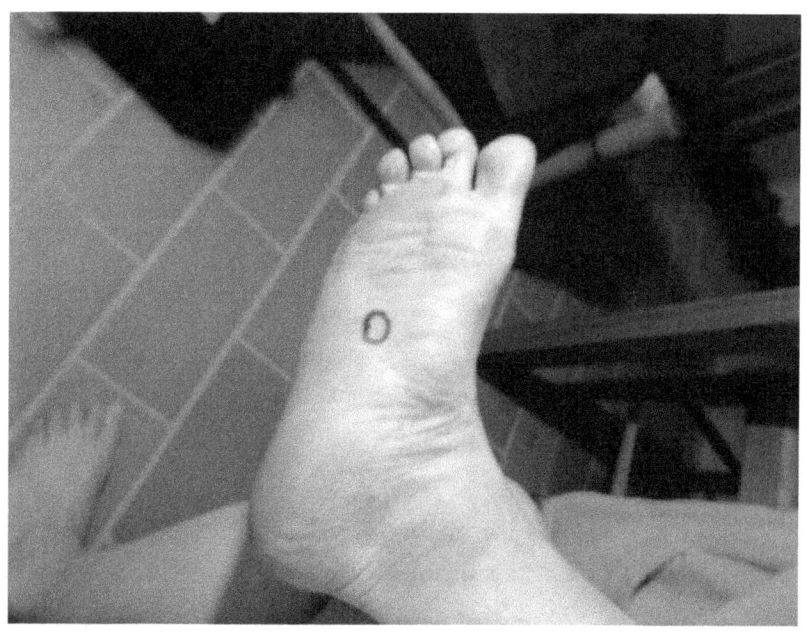

56. Reflex Punkt für die Nebennieren.

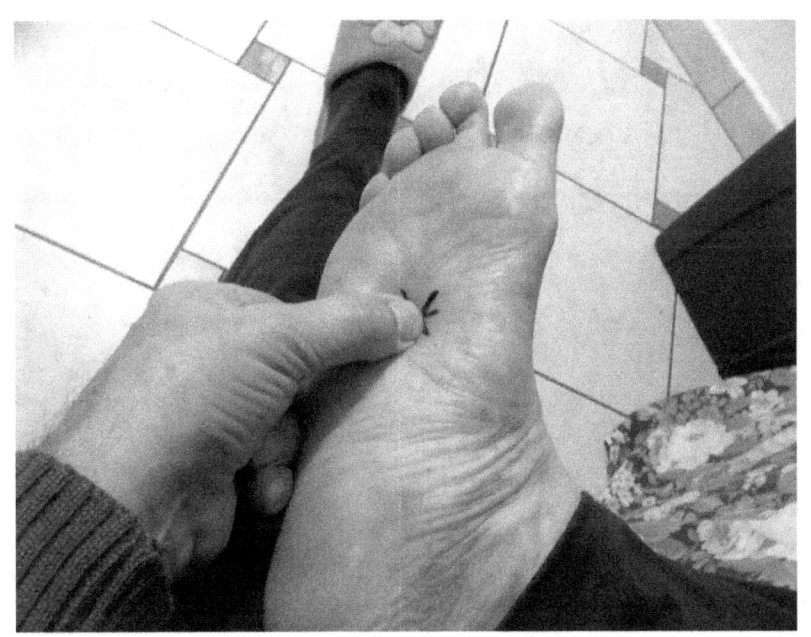

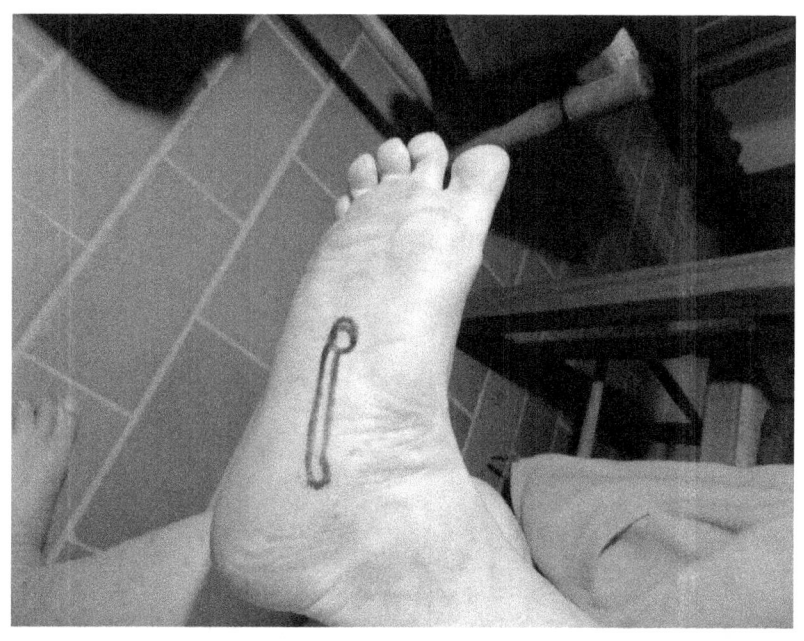

57. Reflex Punkt für die Nieren, der obere runde Bereich.

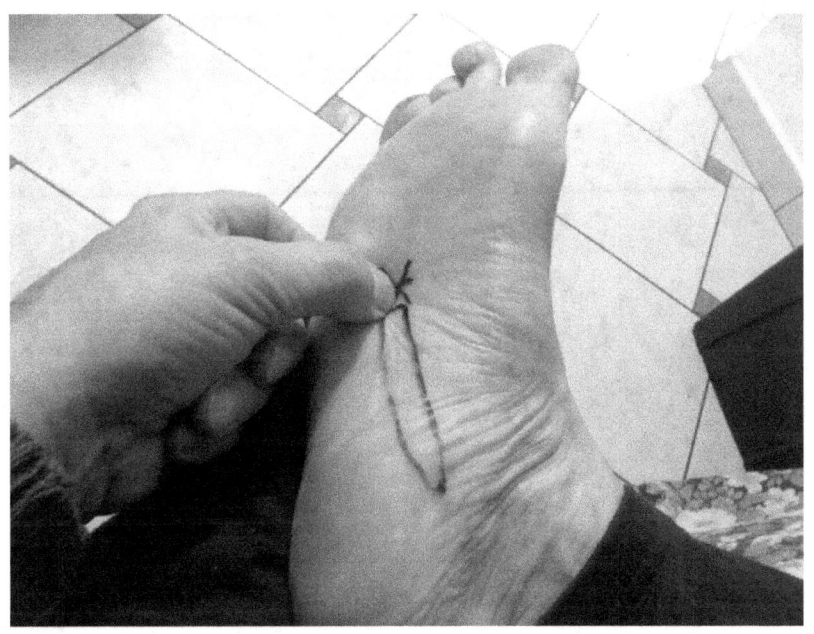

Den oberen Bereich massieren

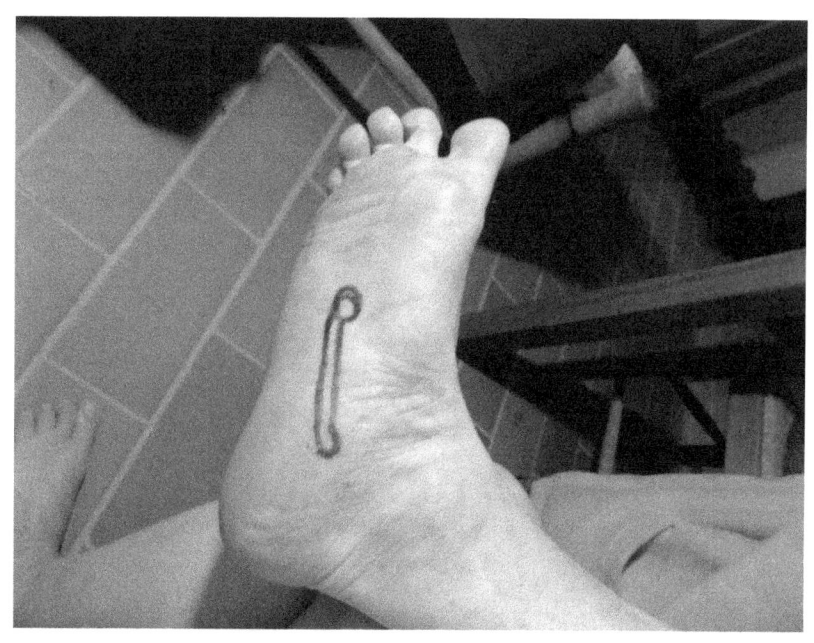

58. Reflex Punkt für den Harnleiter, der schmale, lange Hals unterhalb.

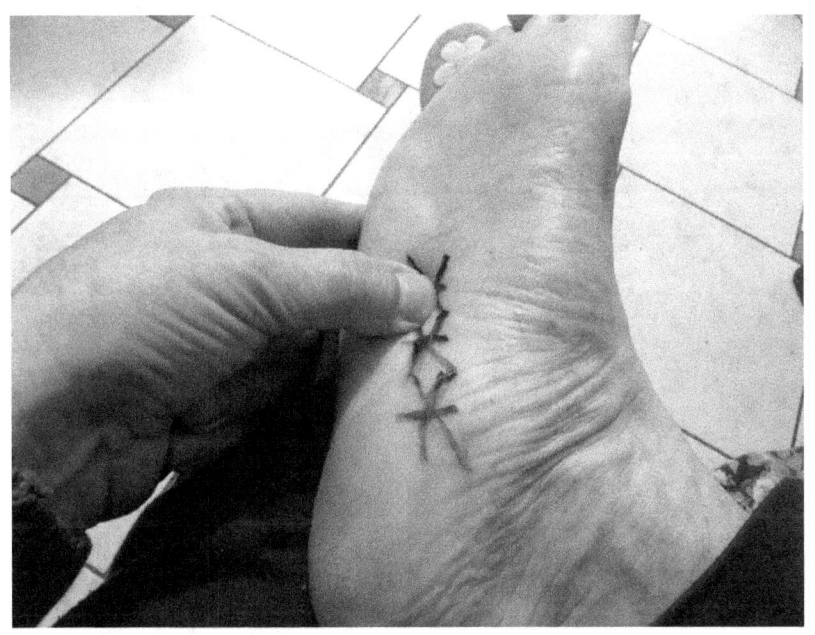

Den mit Sternen eingezeichneten Bereich
massieren

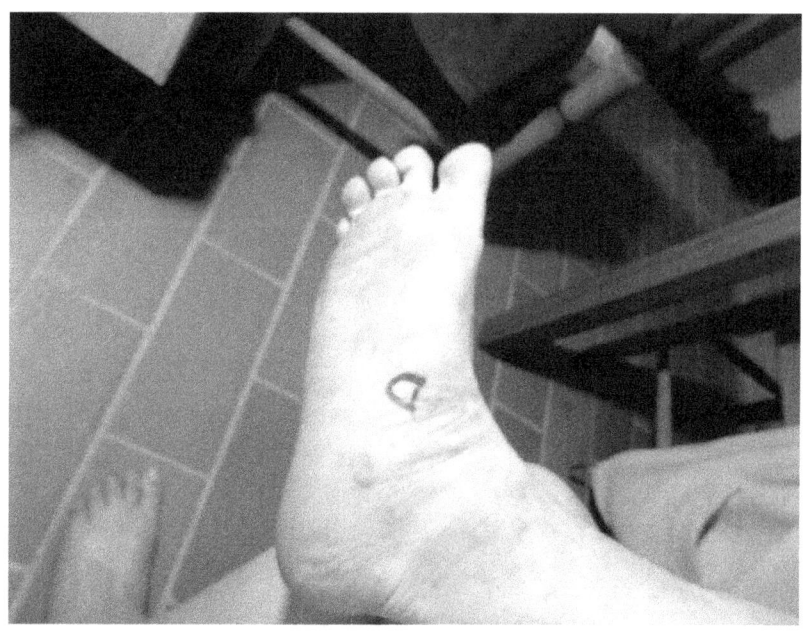

59. Reflex Punkt für die
Bauchspeicheldrüse.

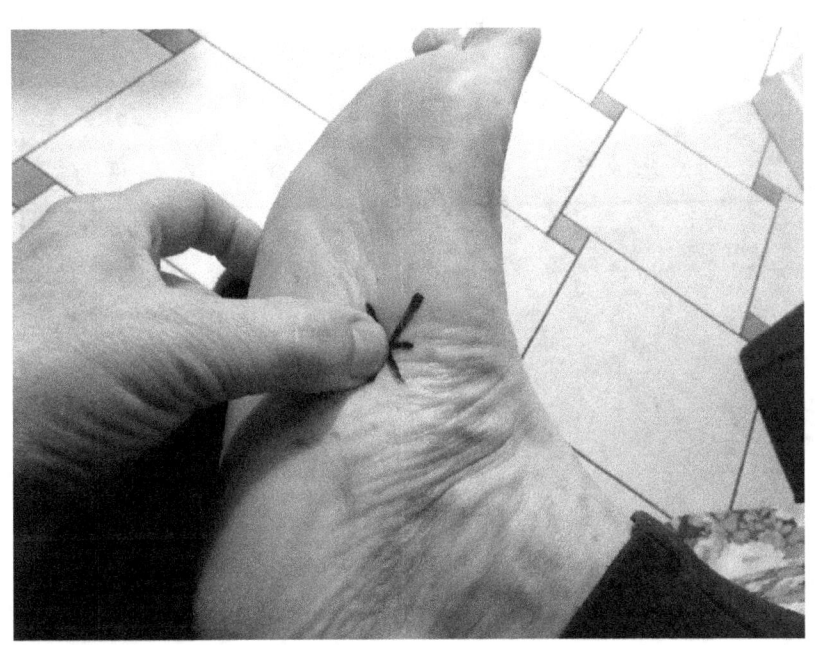

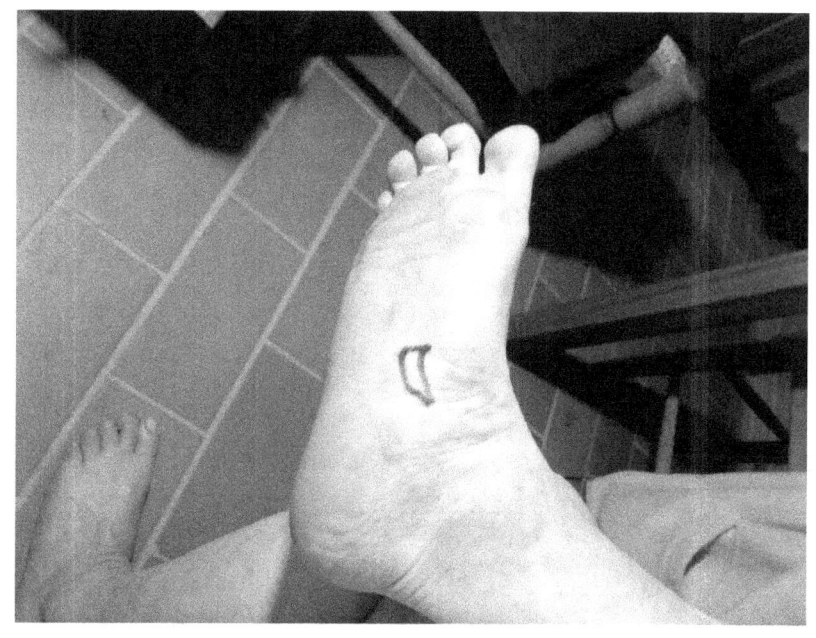

60. Reflex Punkt für den Zwölffingerdarm.

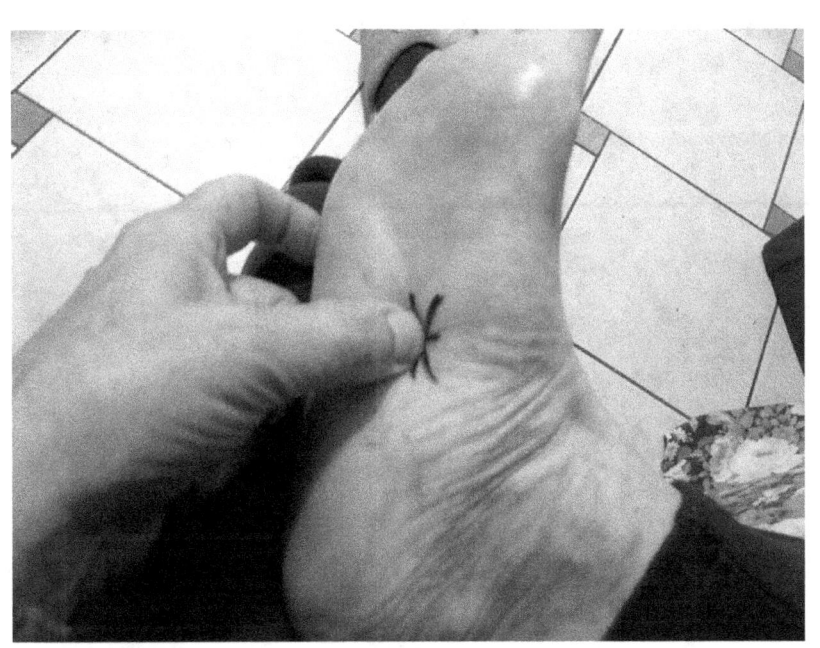

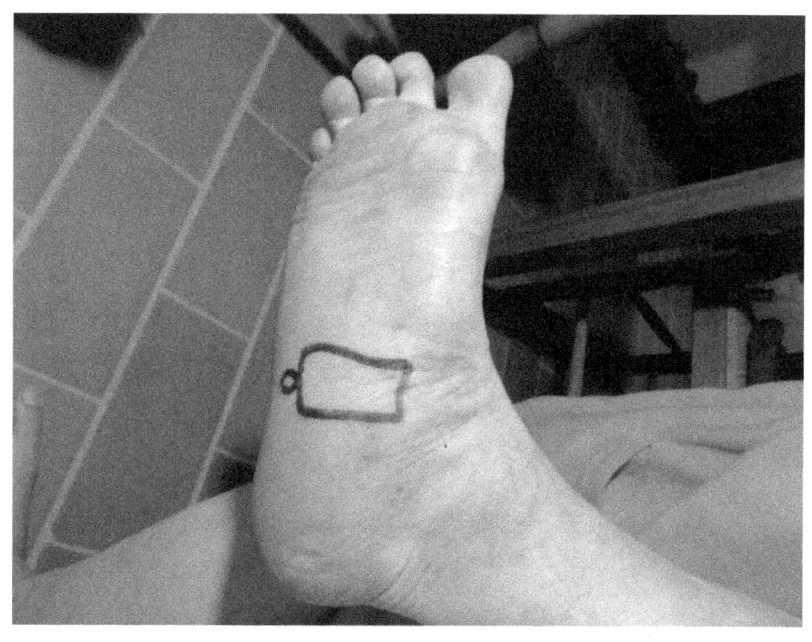

61. Reflex Punkt für den Dünndarm, der
große Bereich.

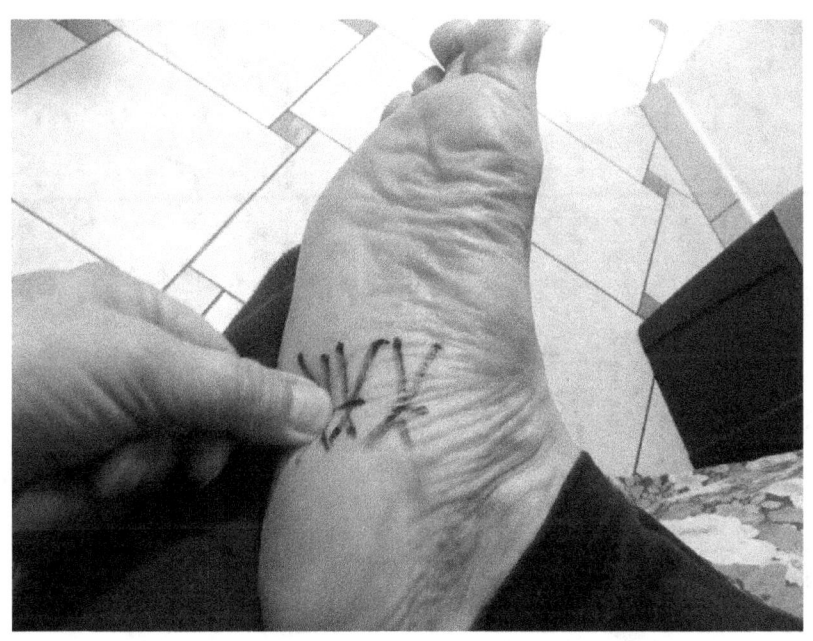

Den mit Sternen eingezeichneten Bereich
massieren

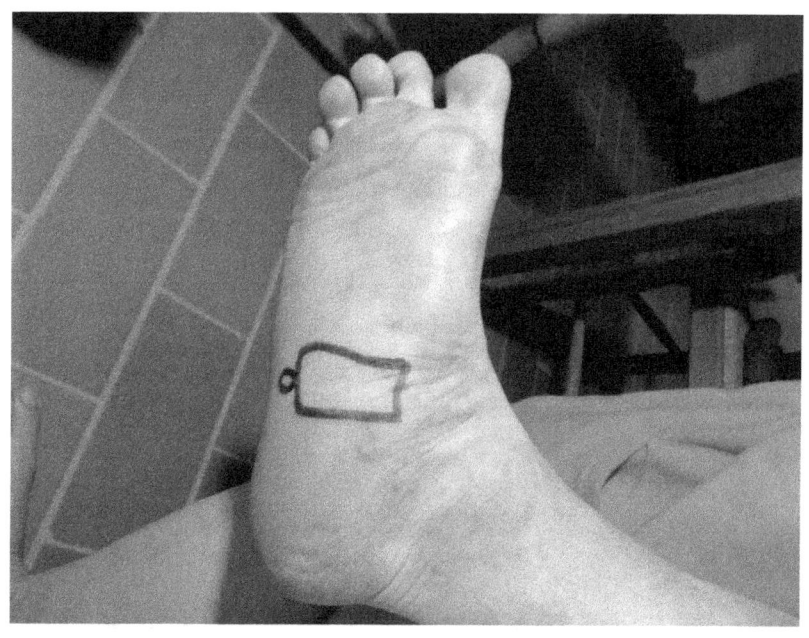

62. Reflex Punkt für den Blinddarm, der
kleine Punkt links.

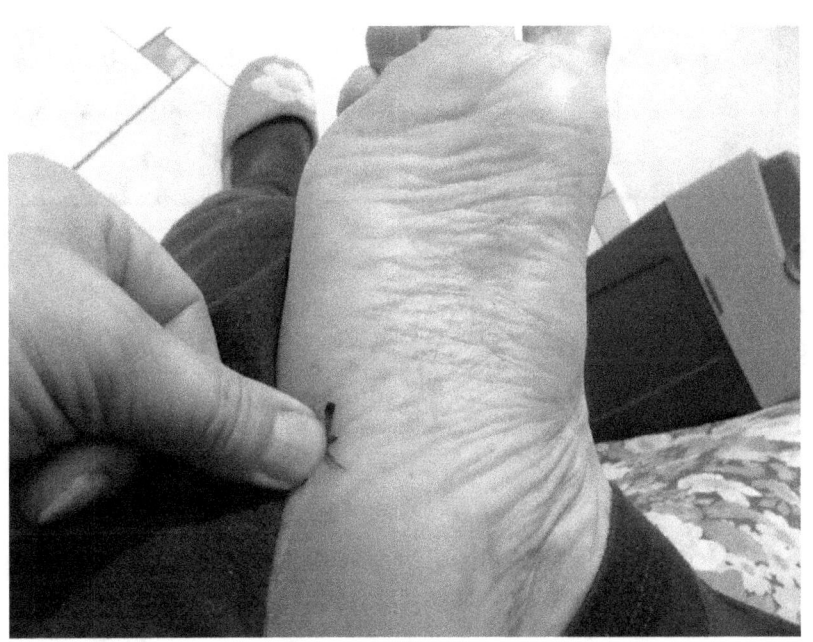

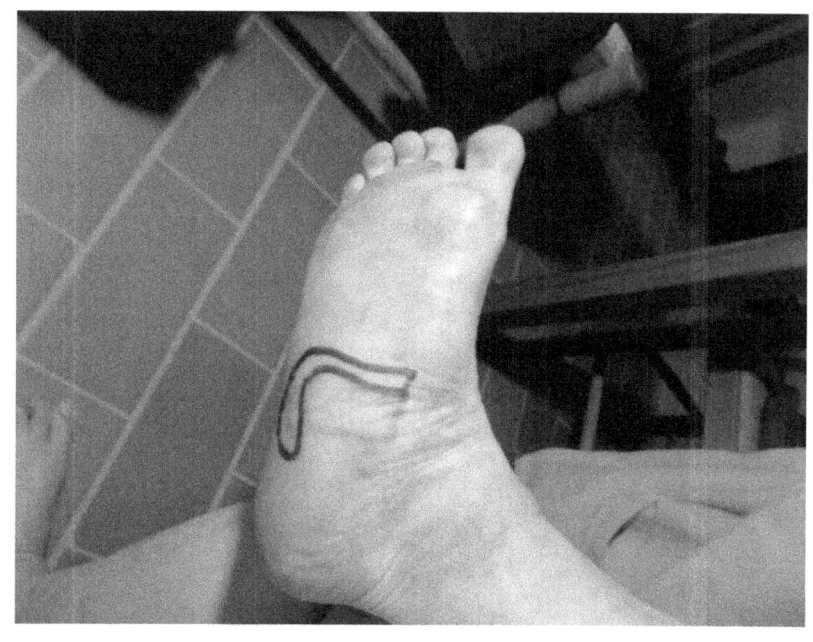

63.   Reflex Punkt für den Dickdarm.

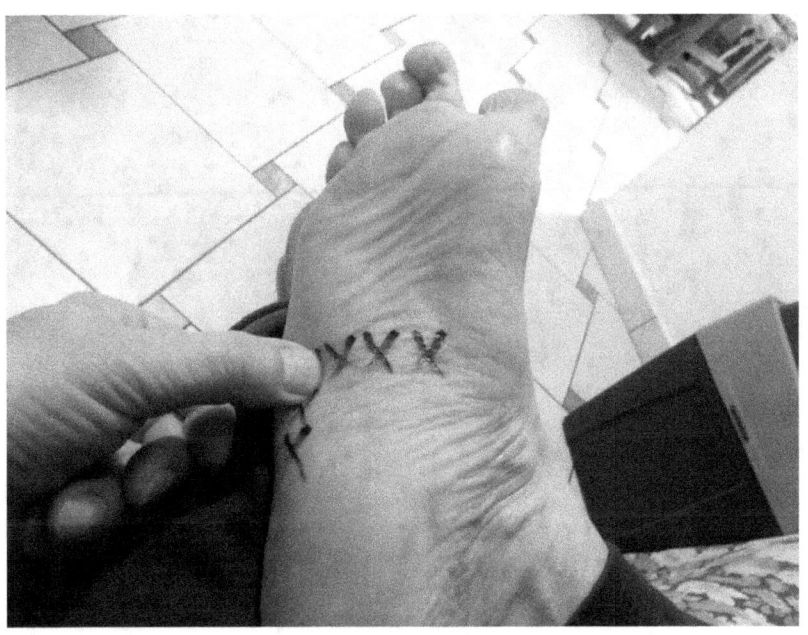

Den mit Sternen eingezeichneten Bereich
massieren

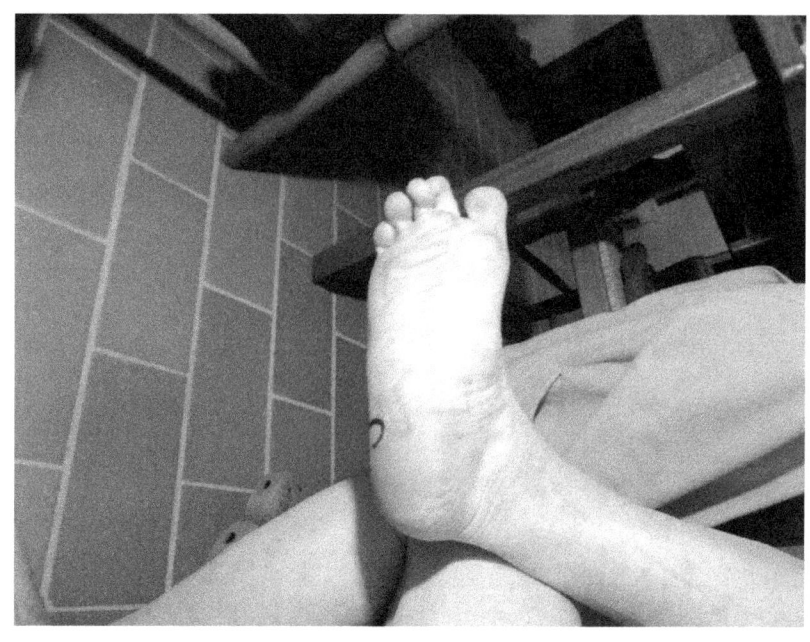

64. Reflex Punkt für die Knie.

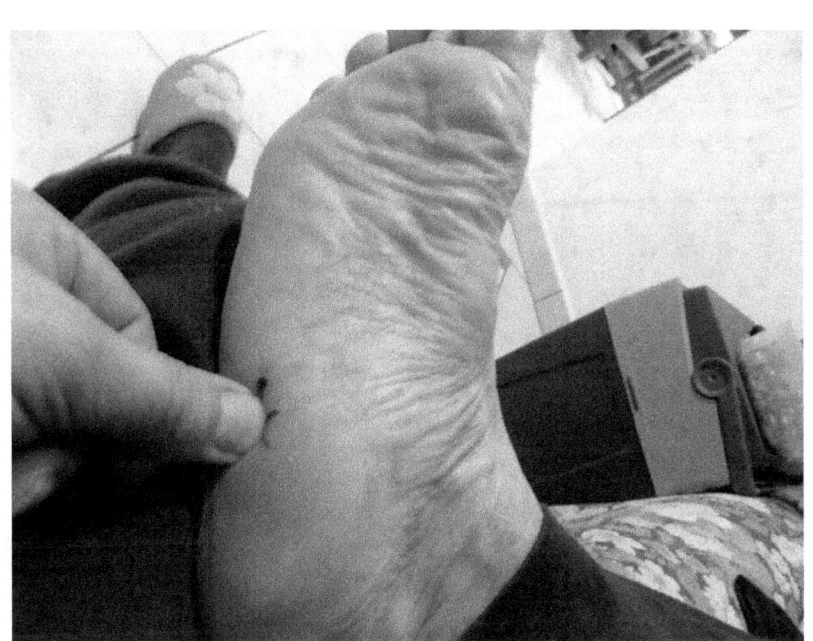

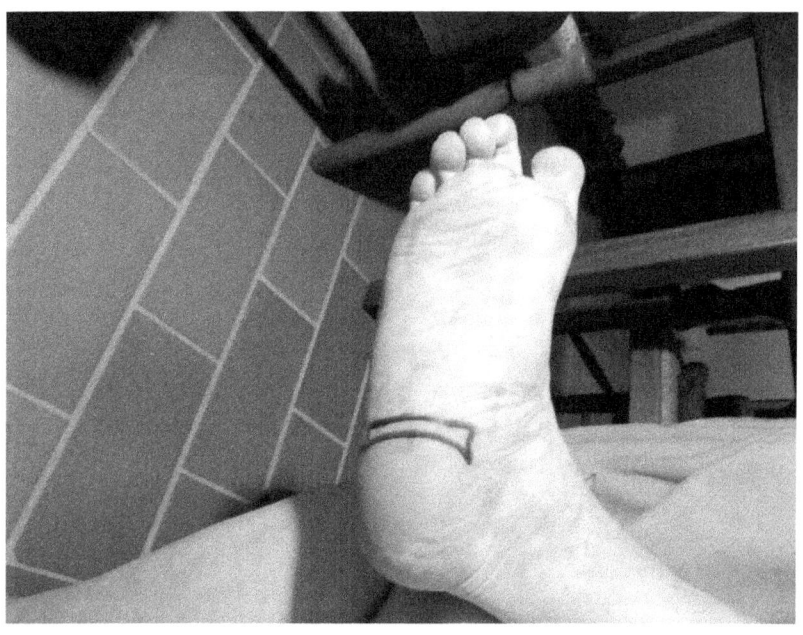

65.   Reflex Punkt für Ischias
und Beckenorgane.

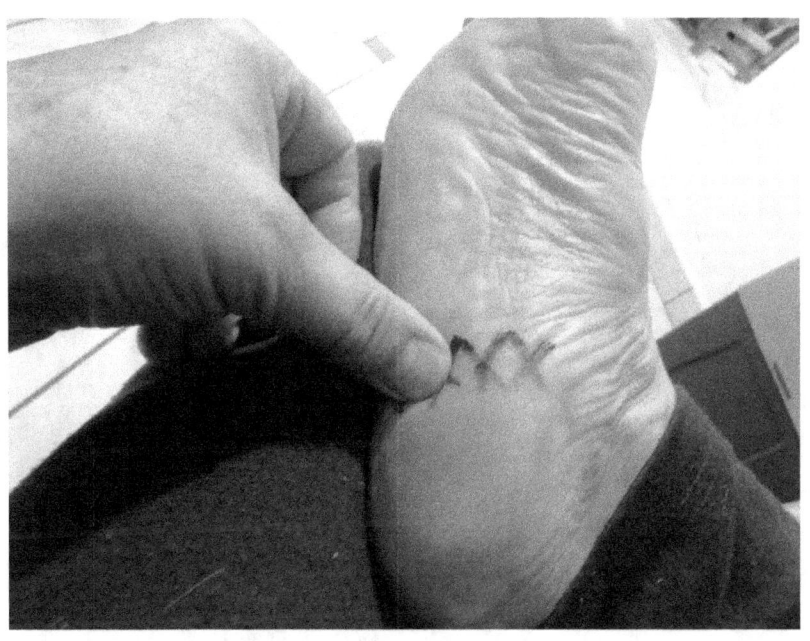

Den mit Sternen eingezeichneten Bereich
massieren

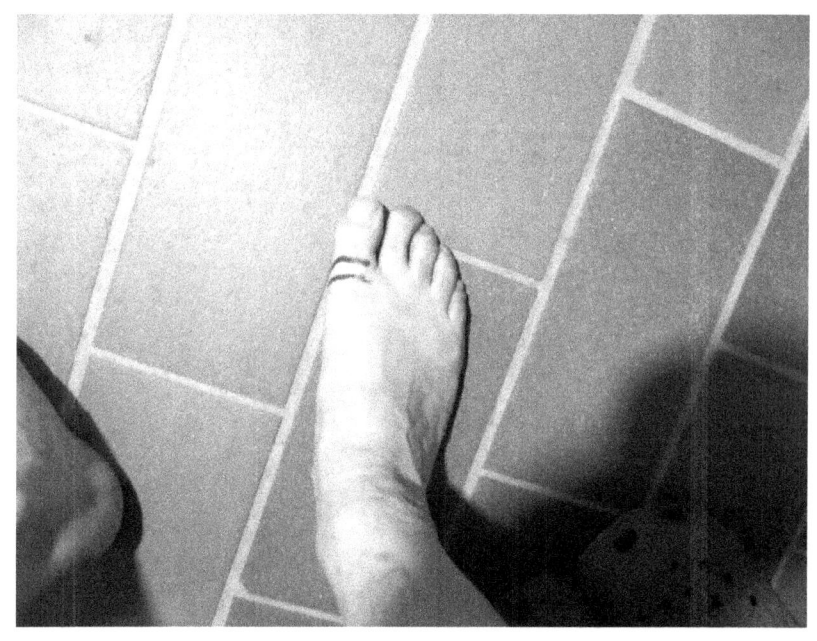

66. Reflex Punkt für die Nase.

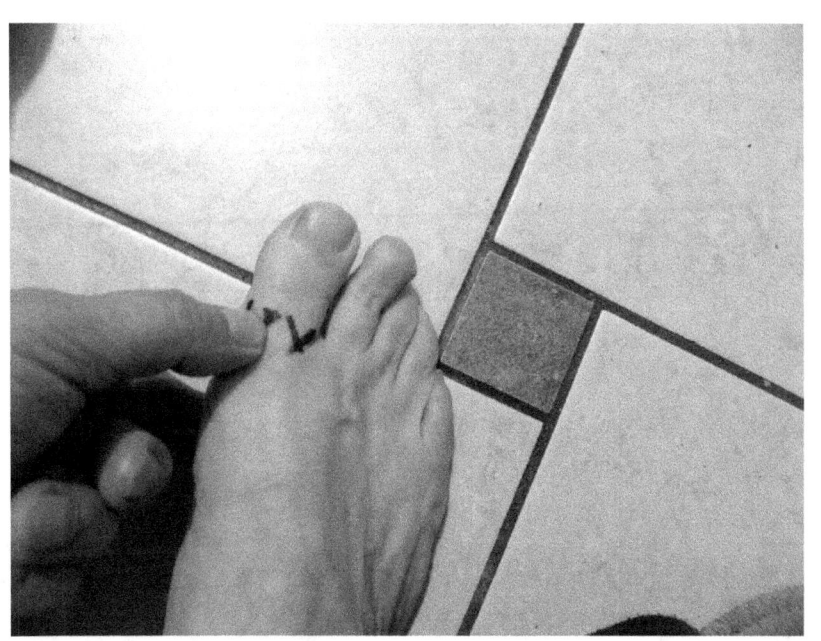

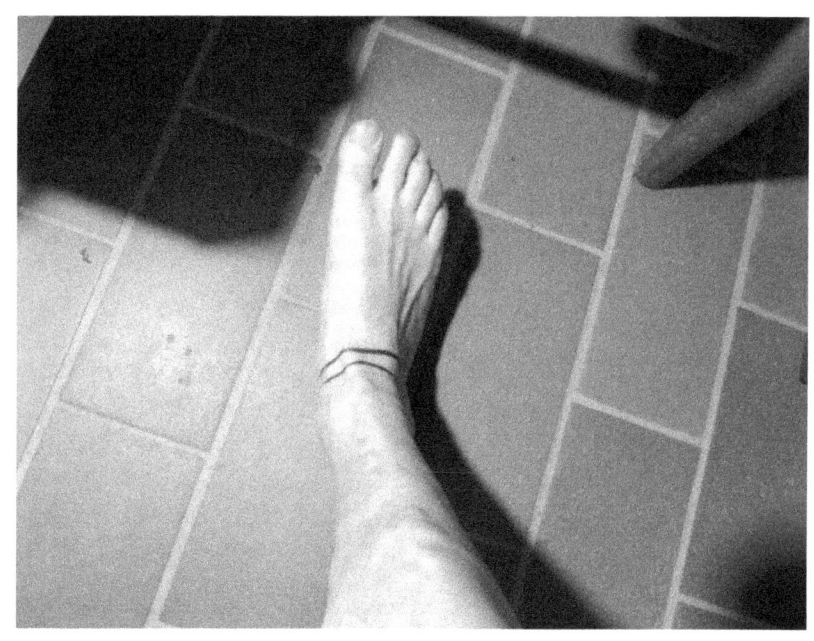

67. Reflex Punkt für den Eileiter.

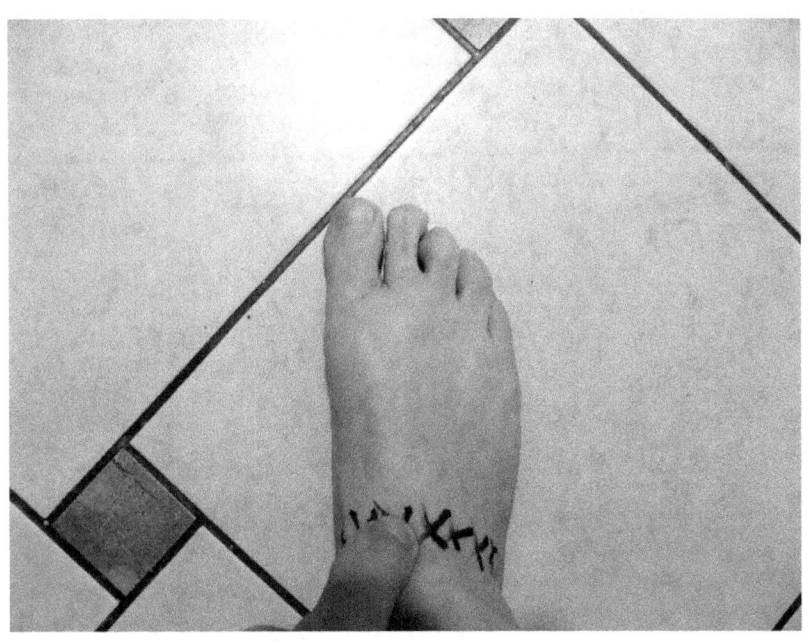

Den mit Sternen eingezeichneten Bereich
massieren

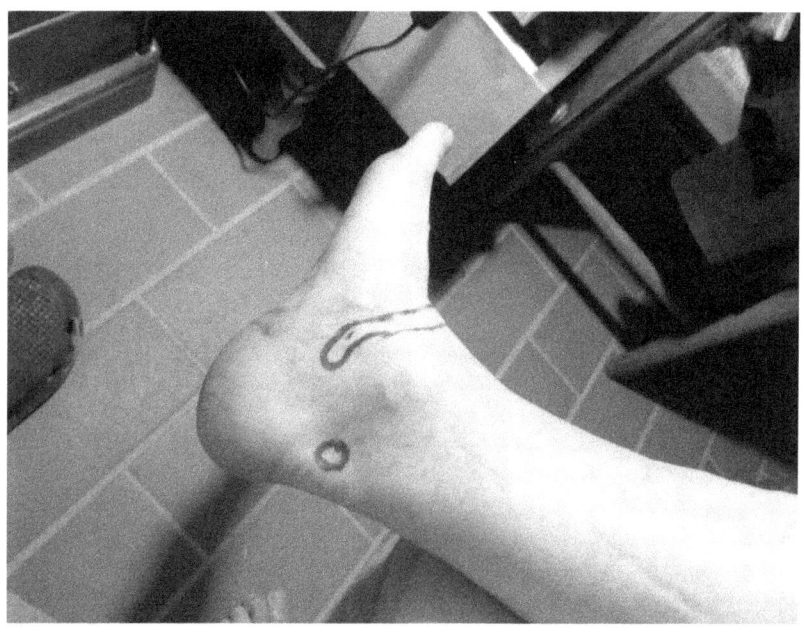

68. Reflex Punkt für den Mastdarm, der kleine Punkt.

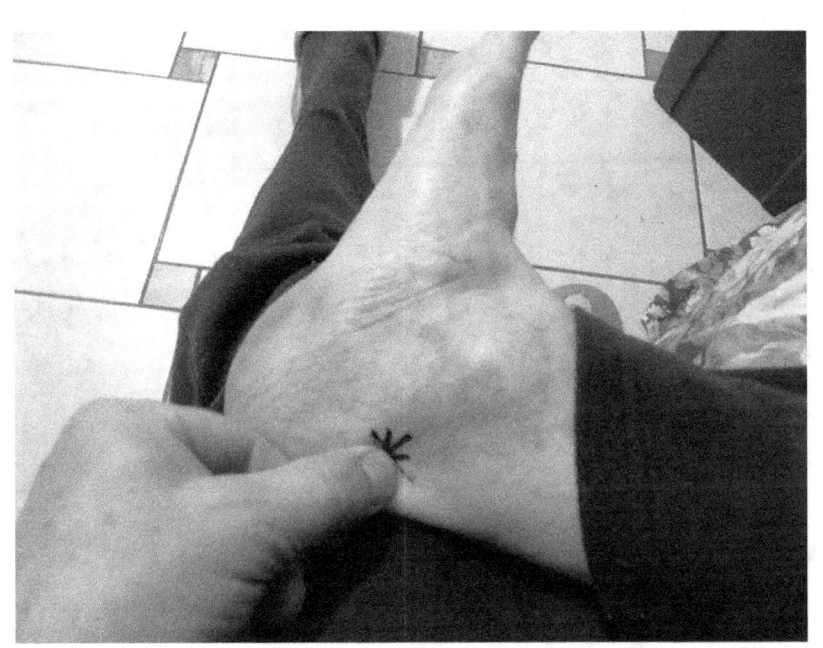

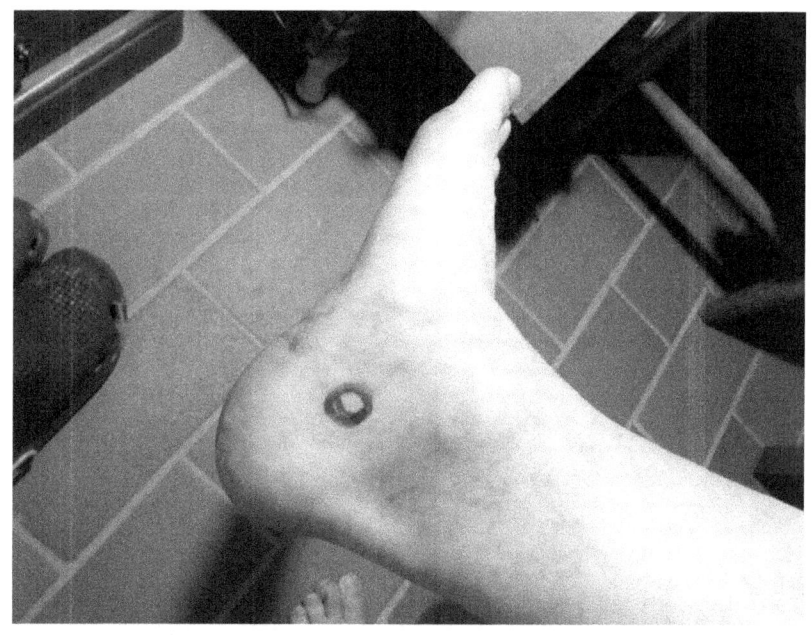

69. Reflex Punkt für Prostata / Gebärmutter.

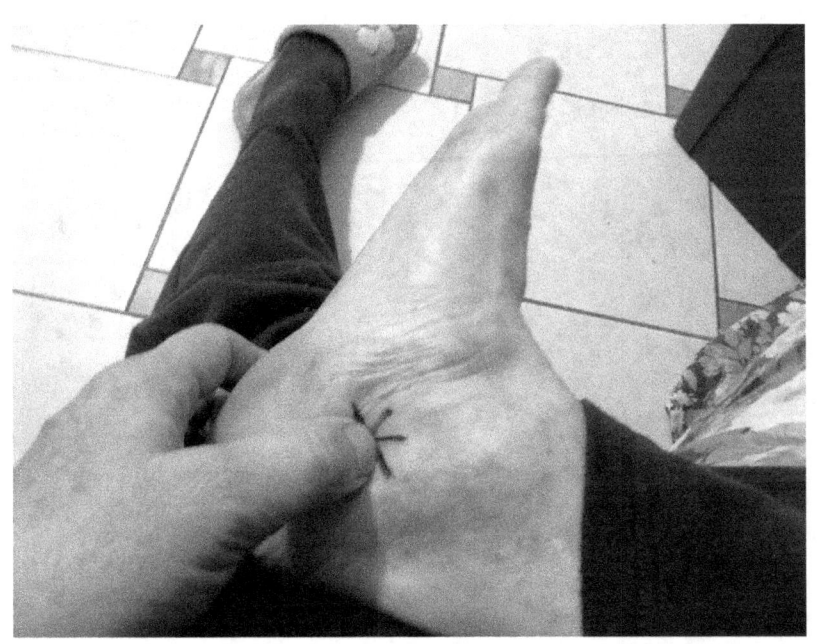

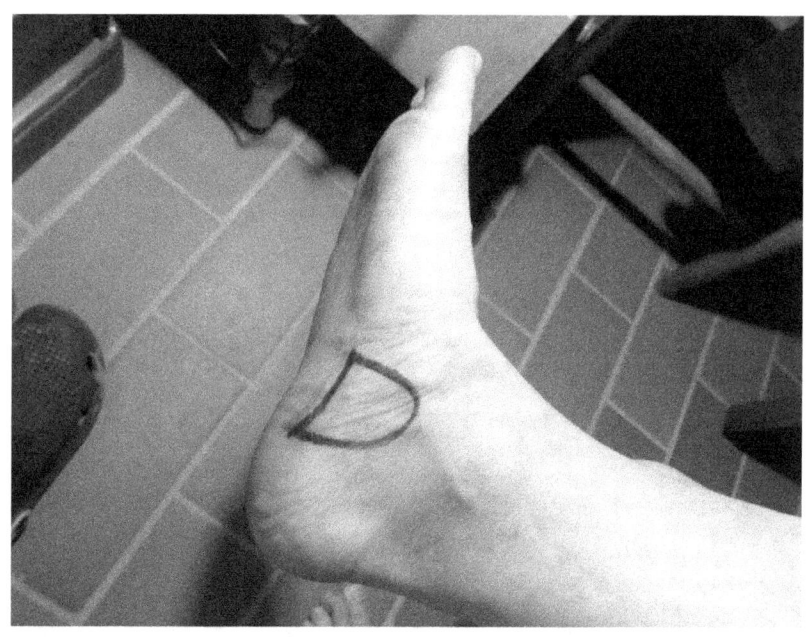

70.   Reflex Punkt für die Blase.

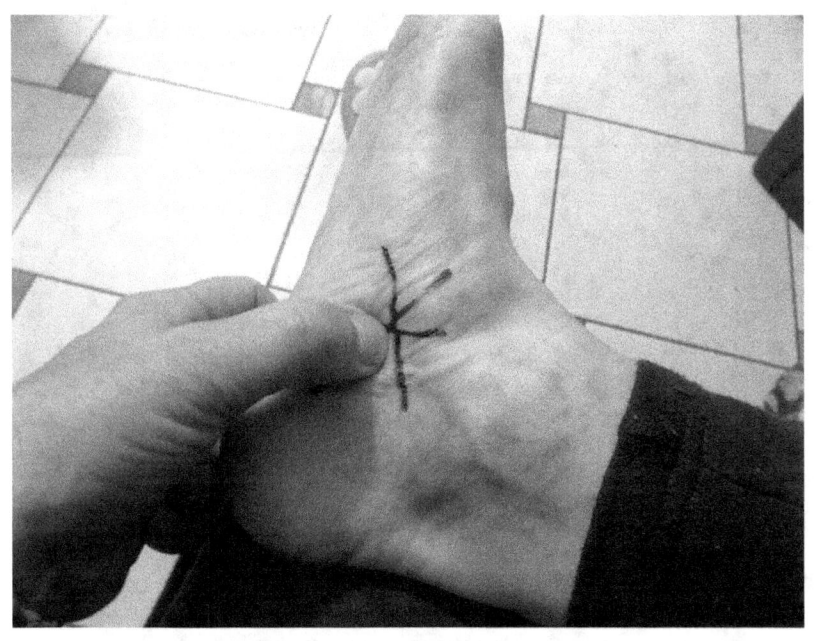

Den mit Sternen eingezeichneten Bereich
massieren

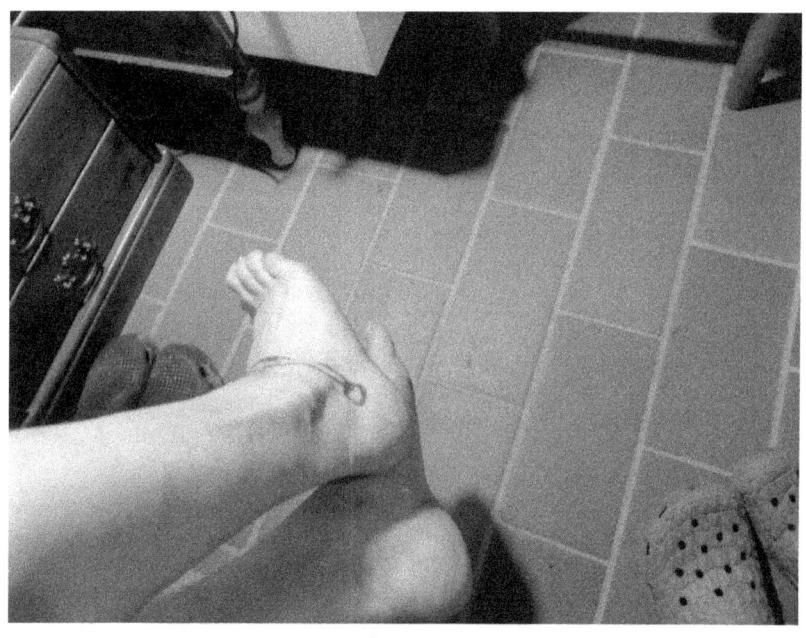

71. Reflex Punkt für Eierstock / Hoden, der
kleine Punkt.

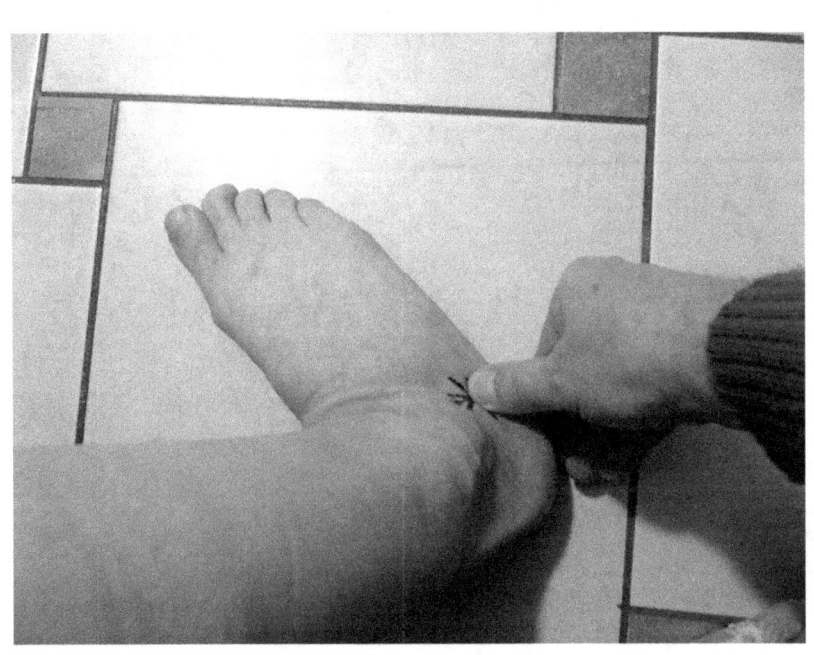

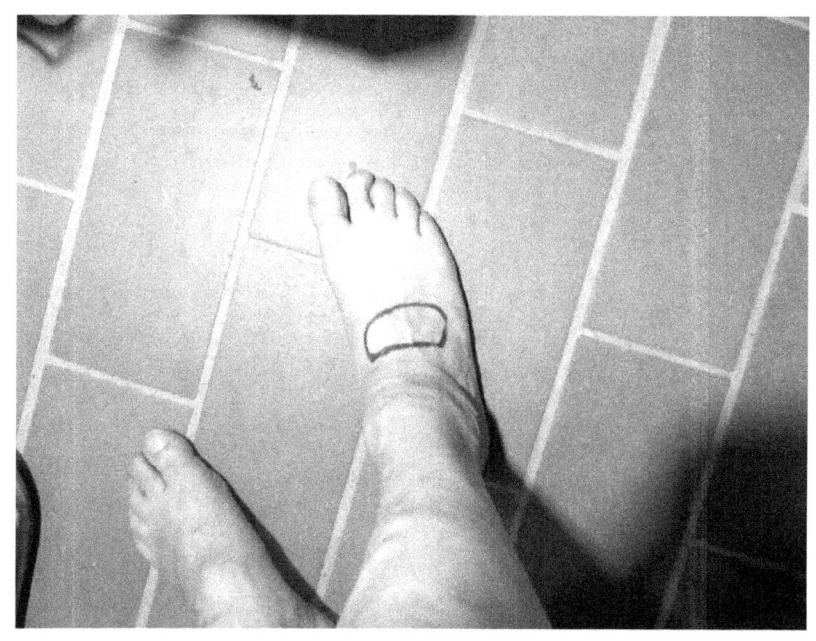

72.   Reflex Punkt für die Brust.

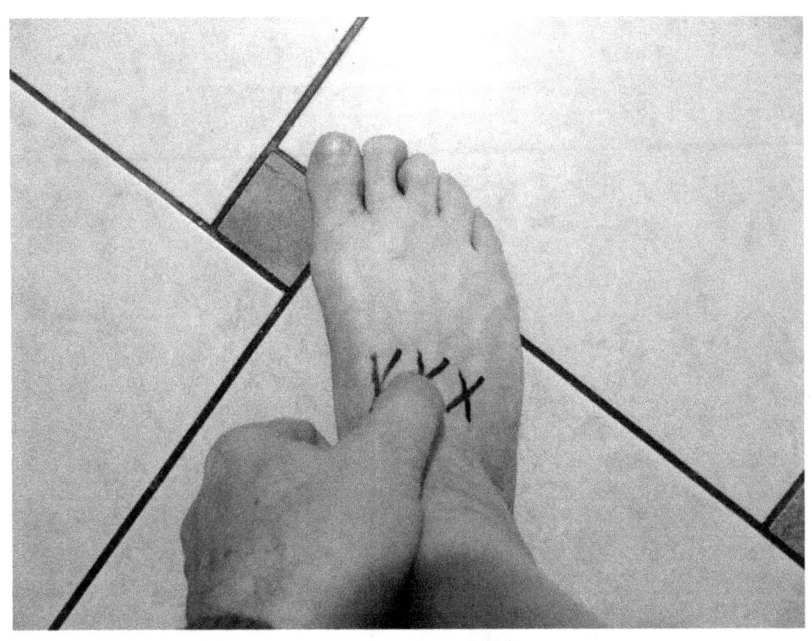

Den mit Sternen eingezeichneten Bereich
massieren

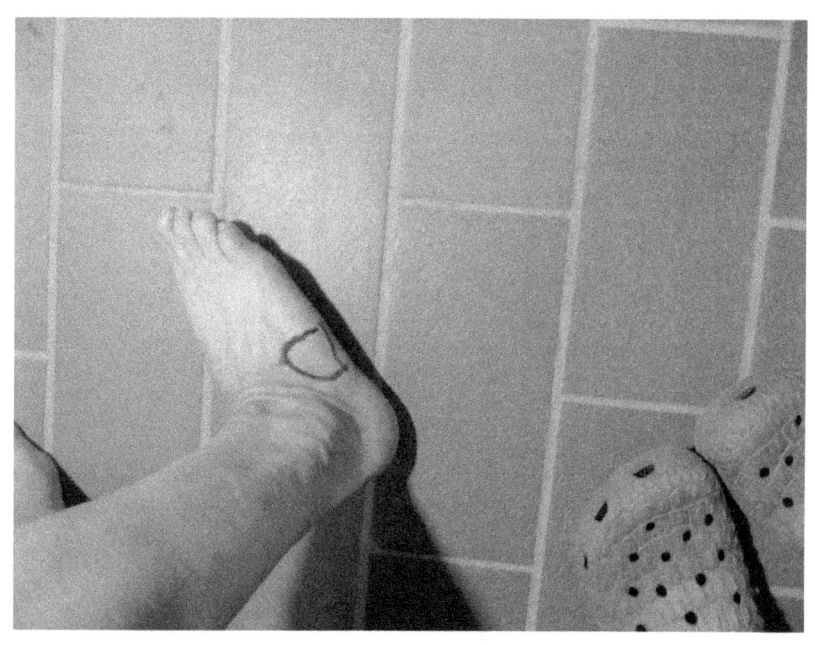

73. Reflex Punkt für die Hüften.

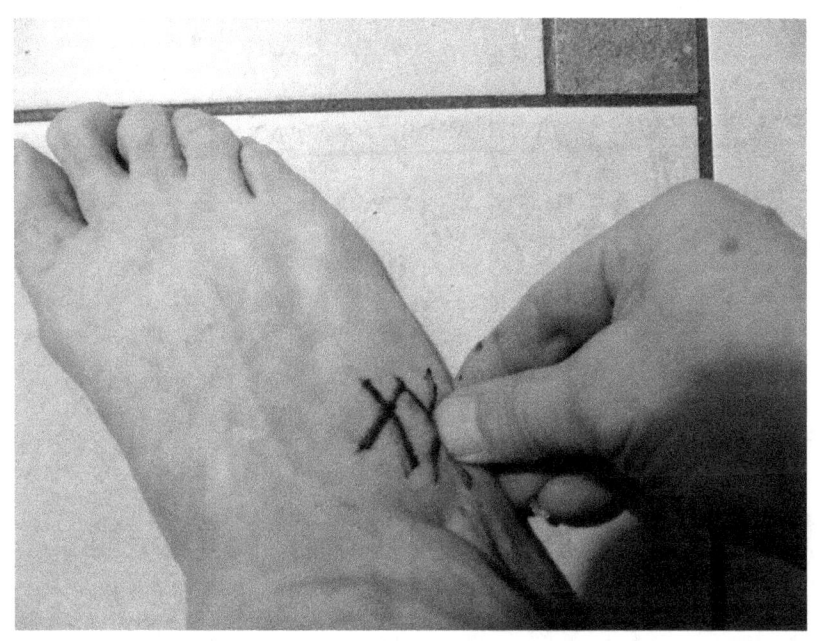

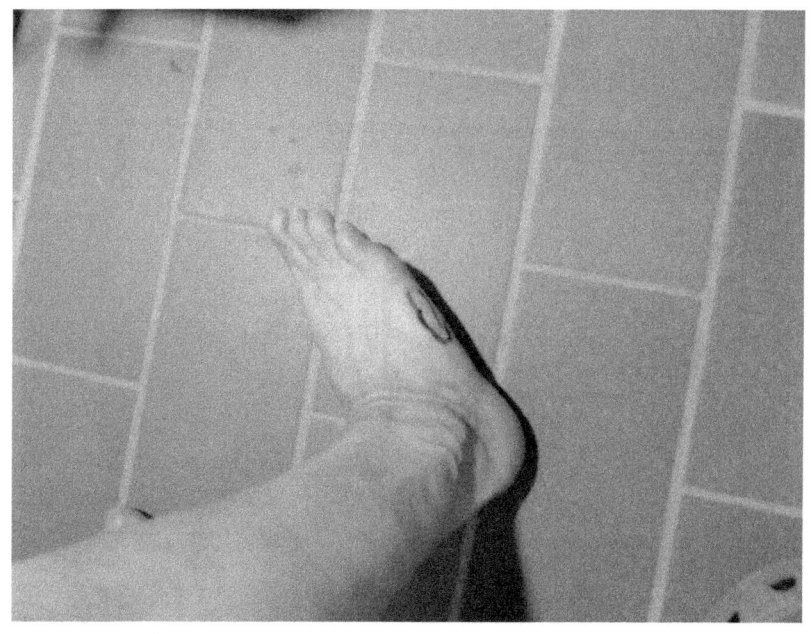

74. Indirekter Reflex Punkt für die Ellbogen.

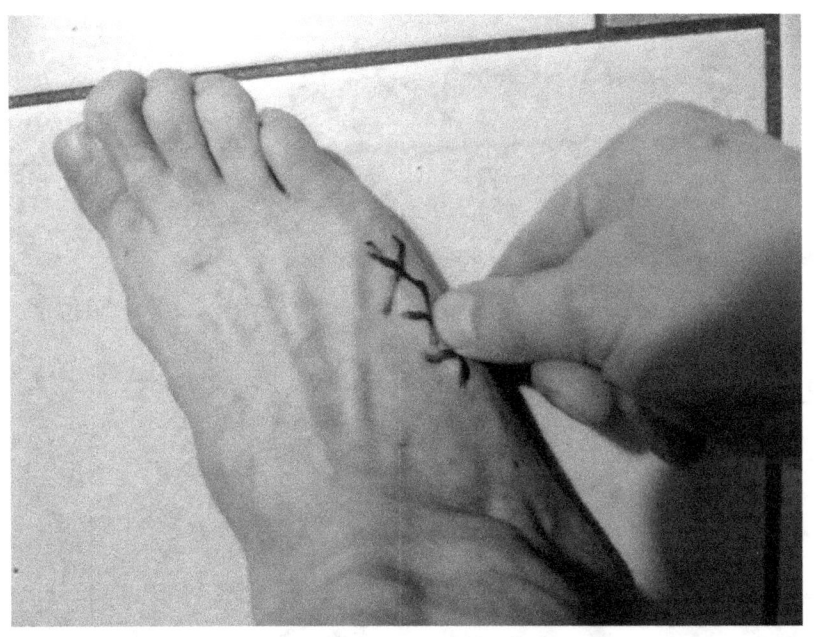

Den mit Sternen eingezeichneten Bereich
massieren

Die Reflex Punkte der linken Hand

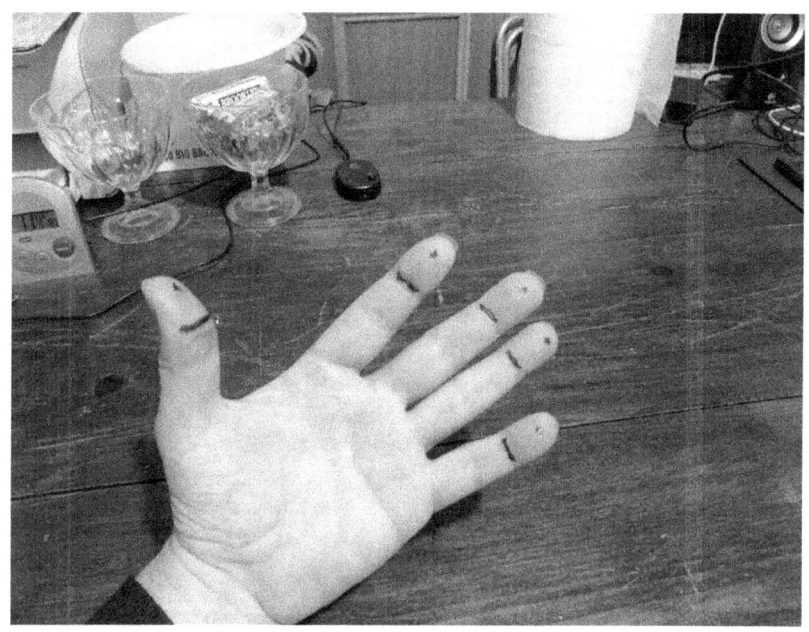

1. Reflex Punkte für Gehirn und Nebenhöhlen.

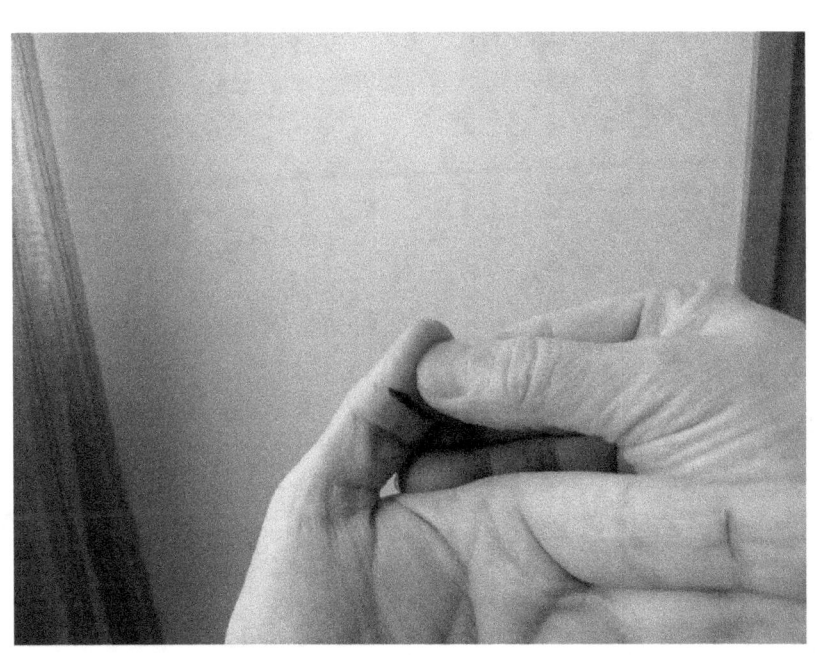

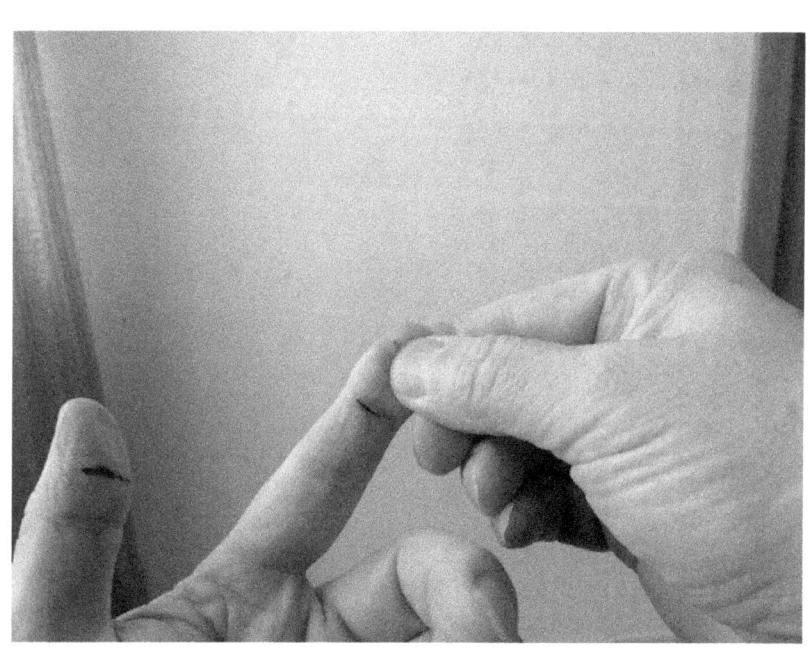

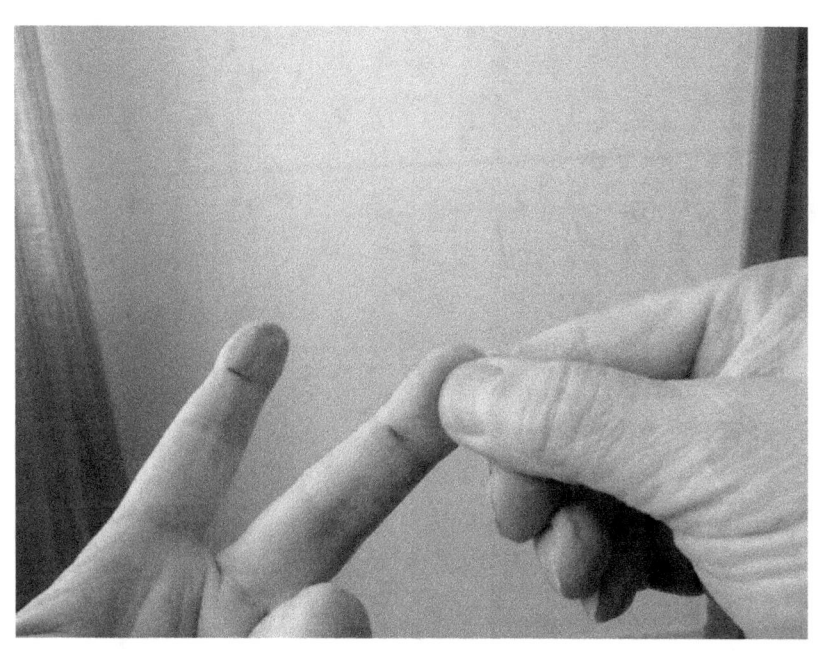

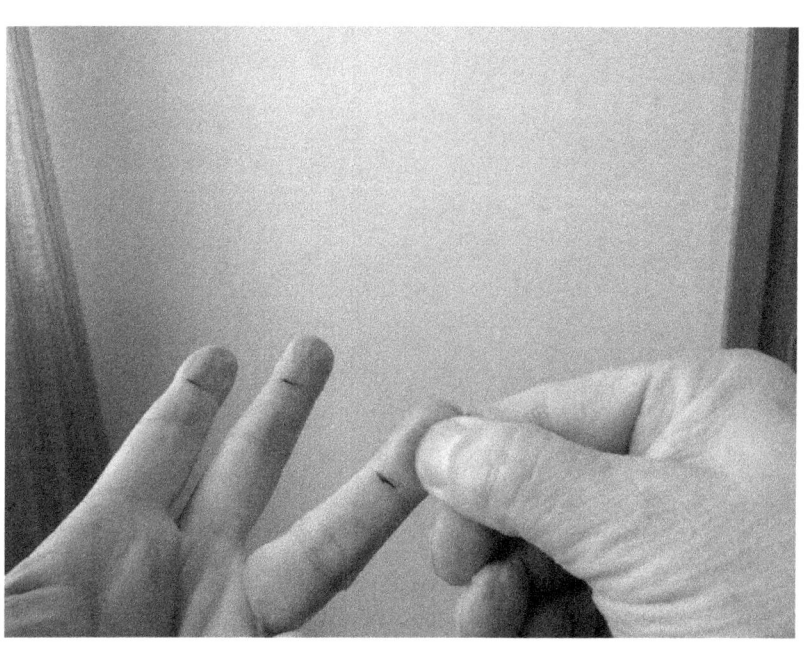

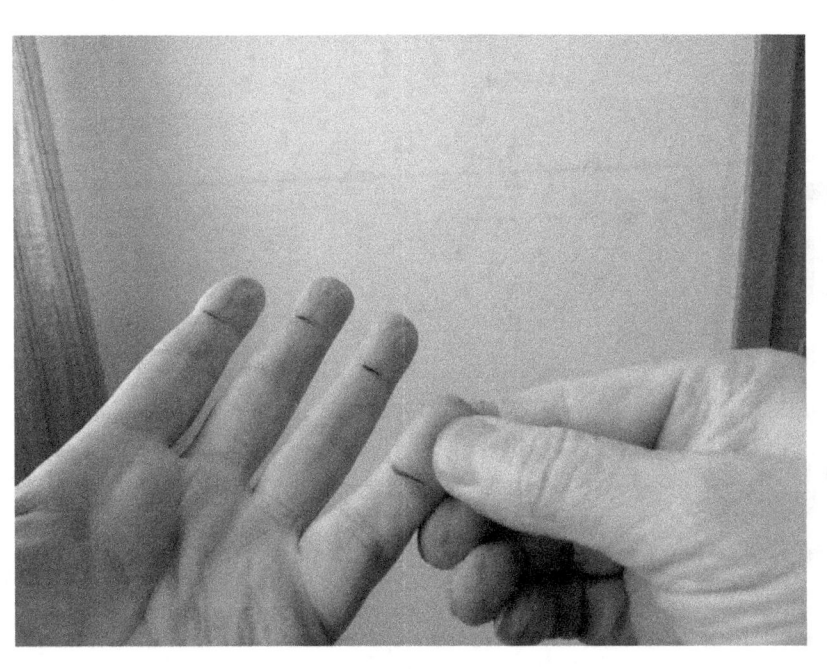

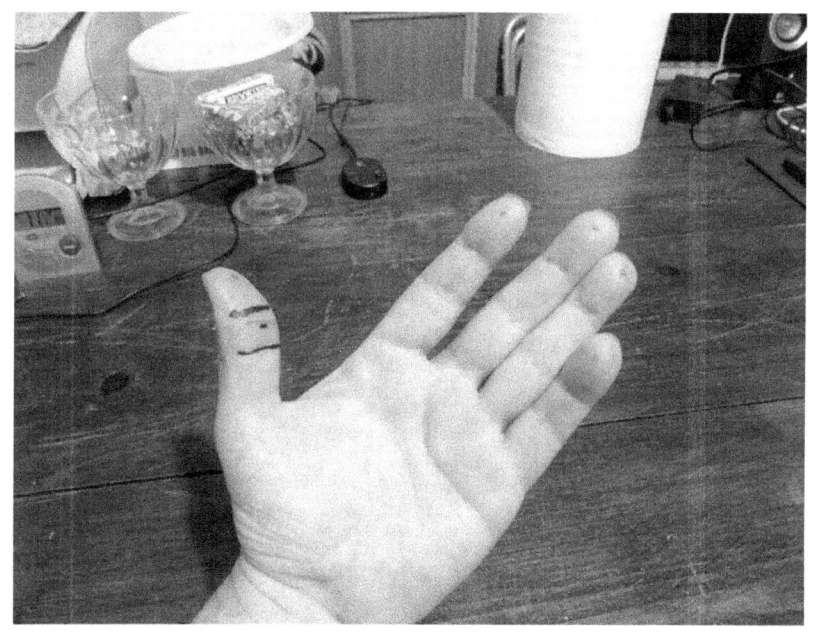

2. Reflex Punkt für den Kopf.

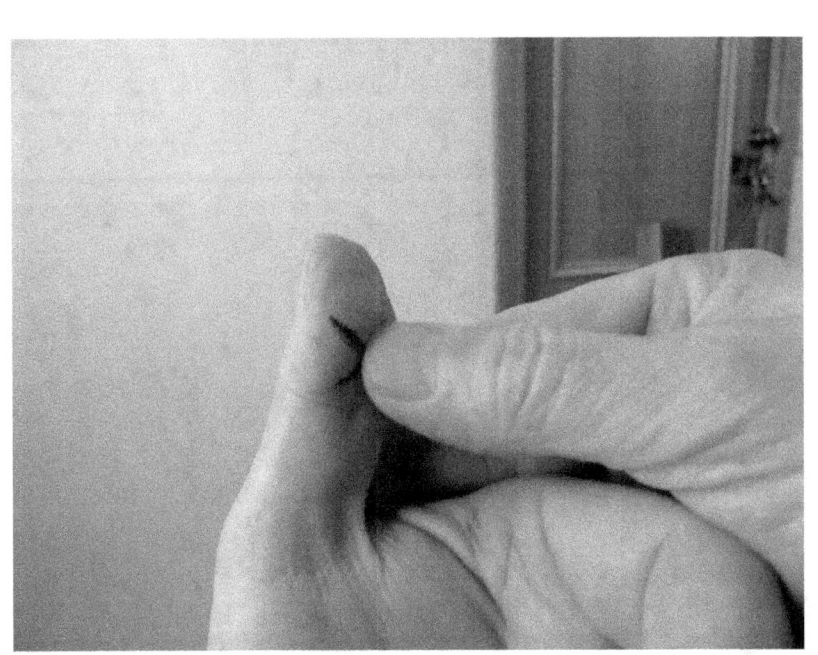

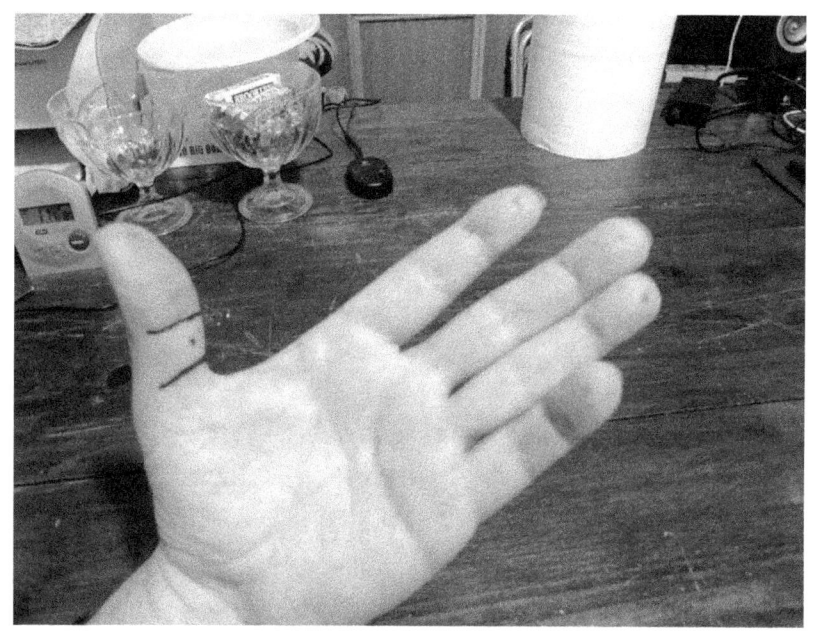

3. Reflex Punkt für den Nacken.

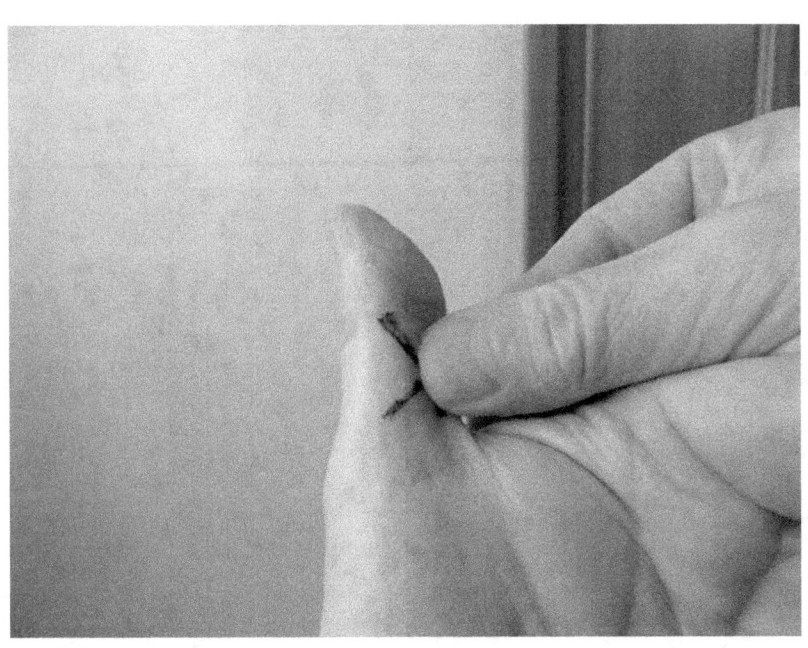

Den mit Sternen eingezeichneten Bereich
massieren

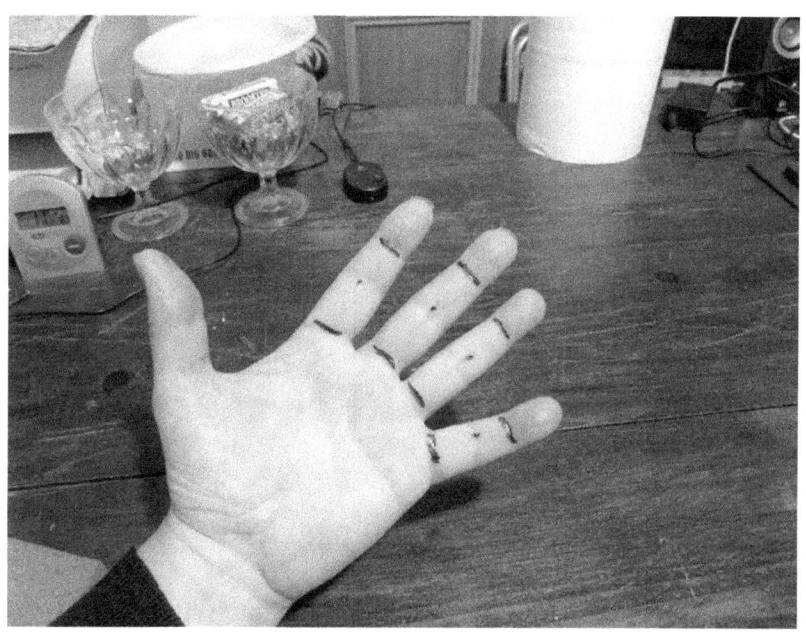

4. Reflex Punkte für die Nerven.

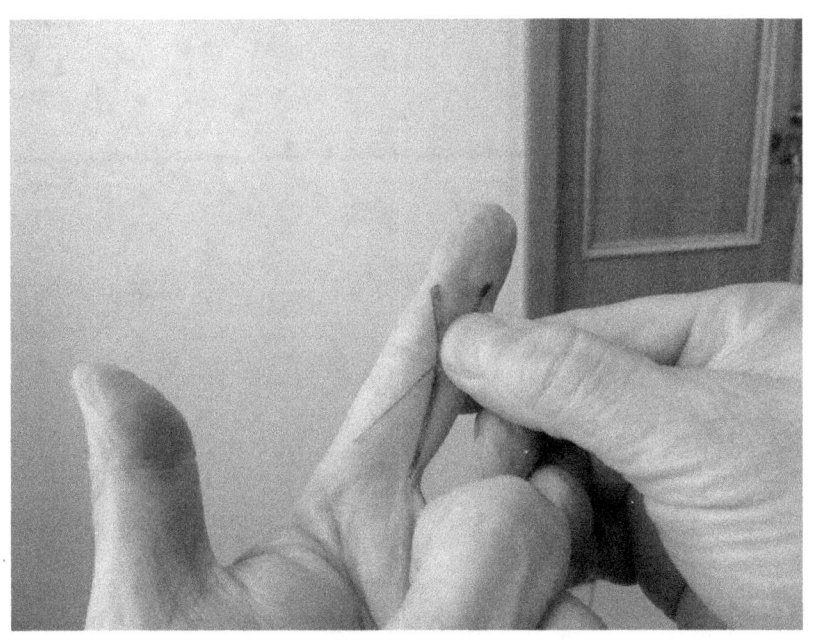

Den mit Sternen eingezeichneten Bereich
massieren

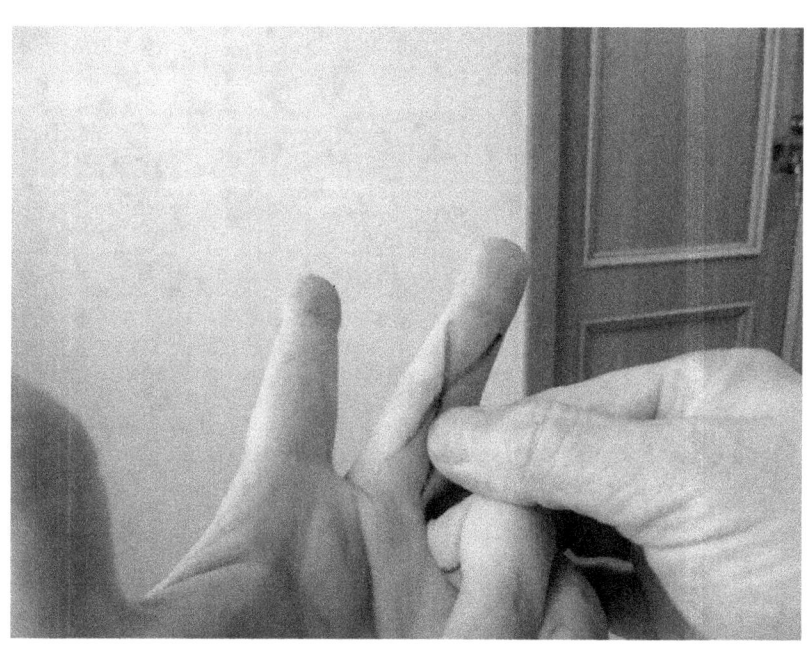

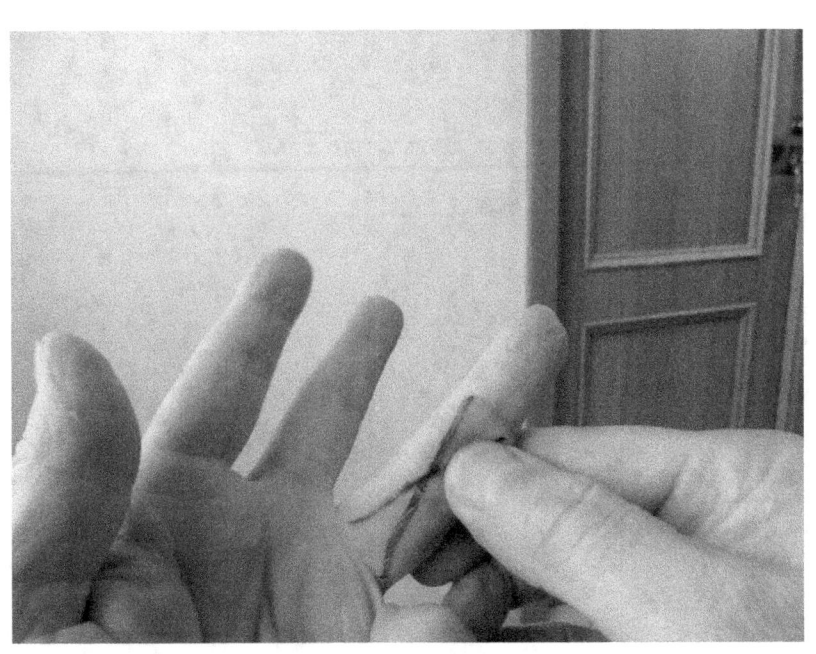

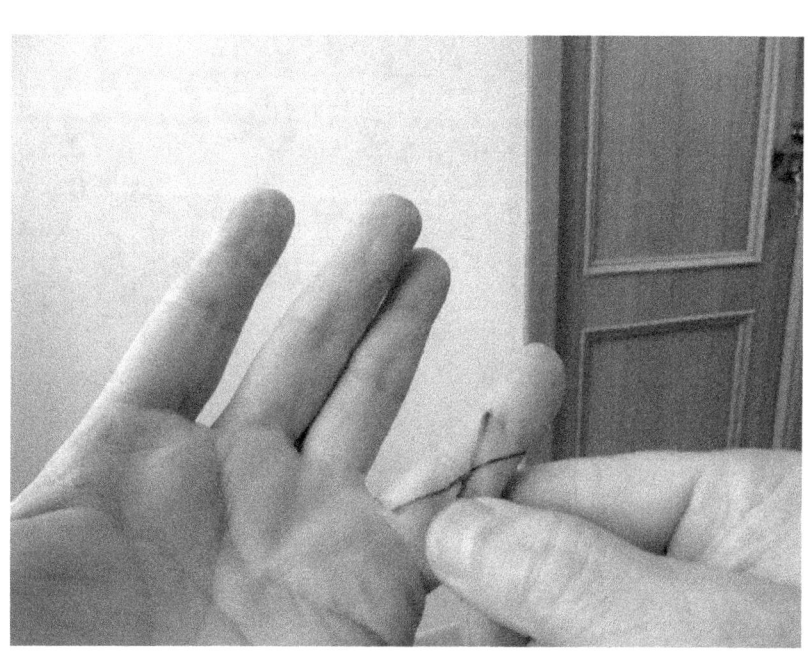

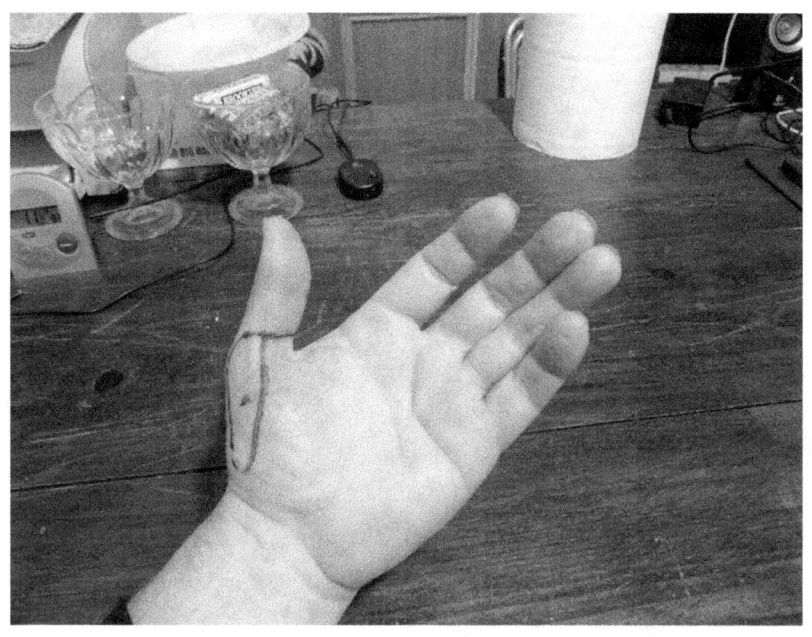

5. Reflex Punkt für die Wirbelsäule.

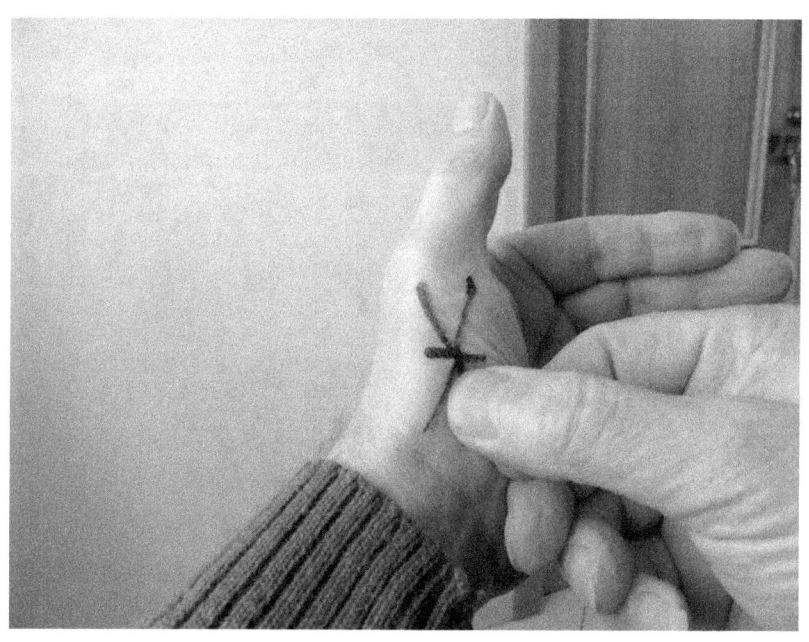

Den mit Sternen eingezeichneten Bereich
massieren

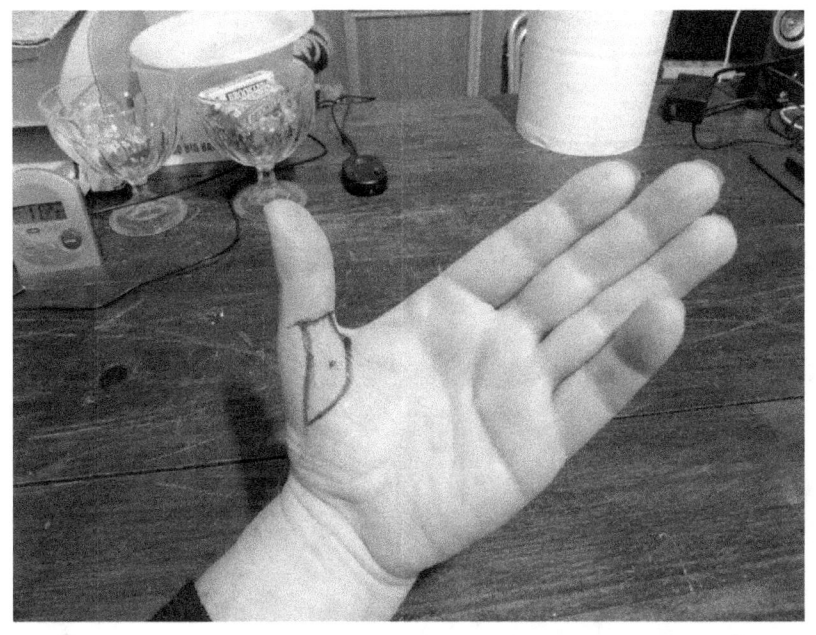

6. Reflex Punkt für die Schilddrüse.

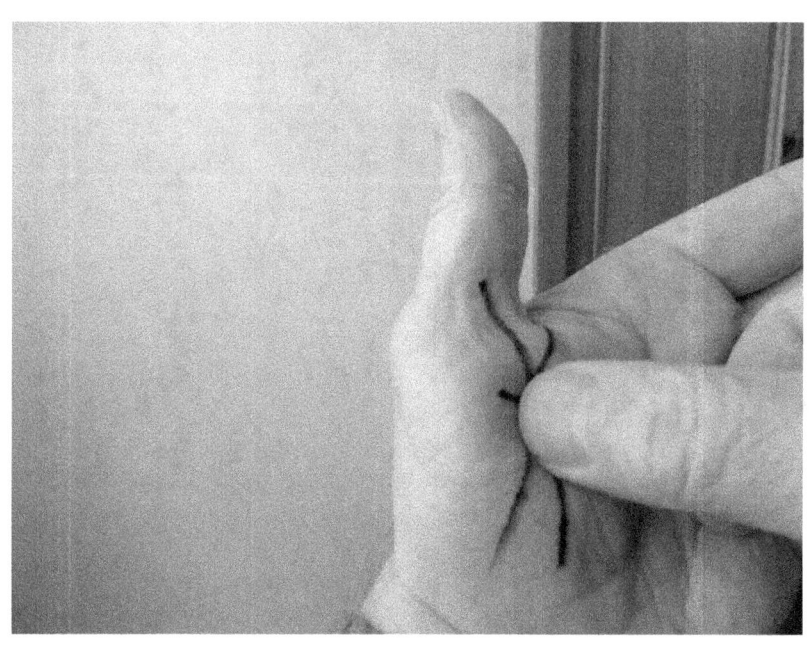

Den mit Sternen eingezeichneten Bereich
massieren

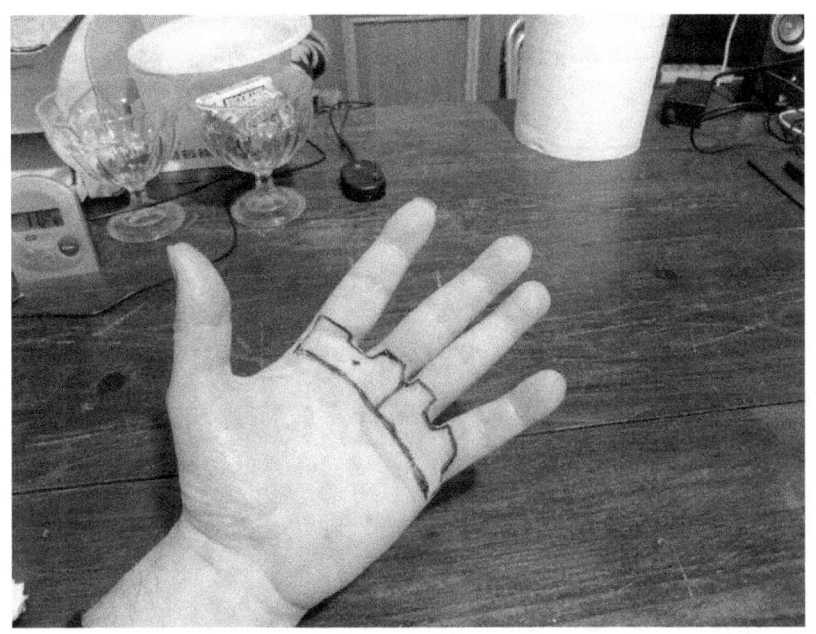

7. Reflex Punkte für das Auge, linke Hälfte.

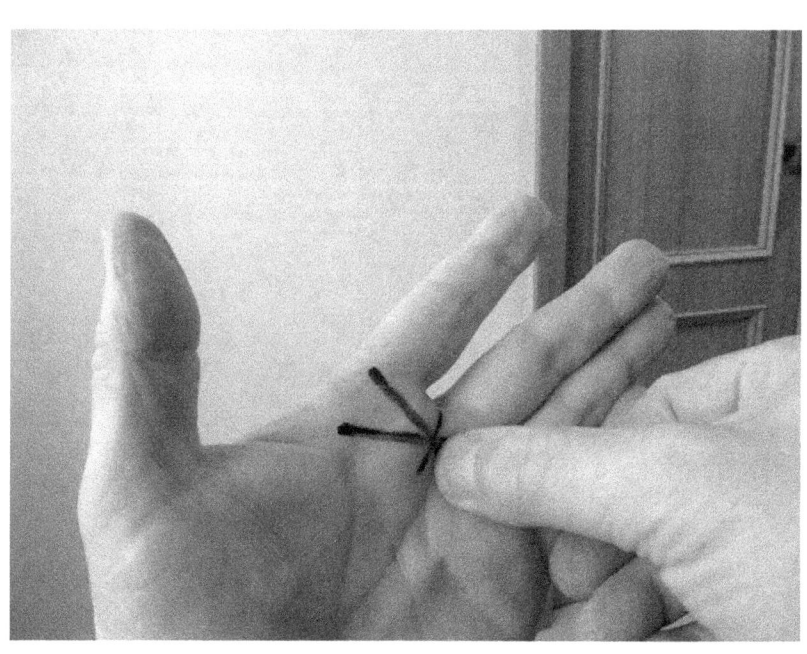

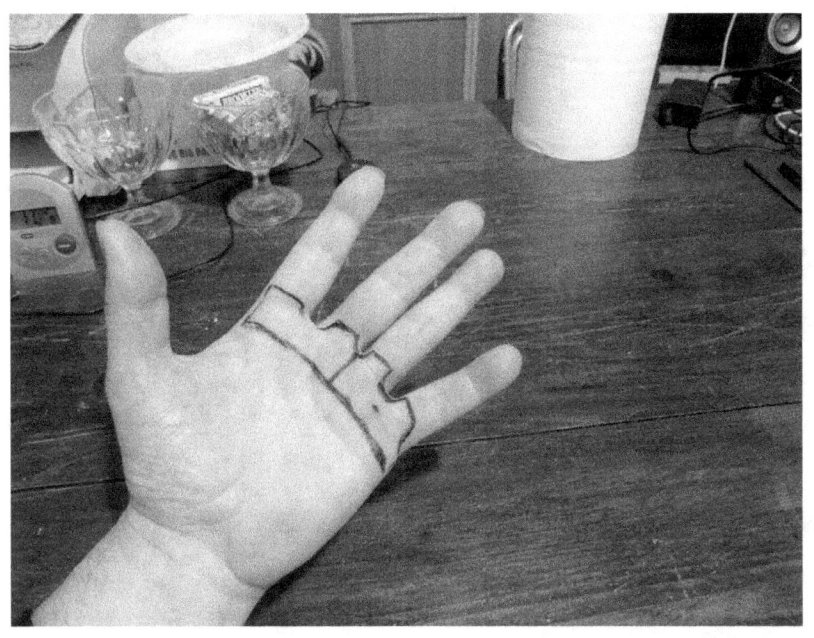

8. Reflex Punkt für das Ohr, rechte Hälfte.

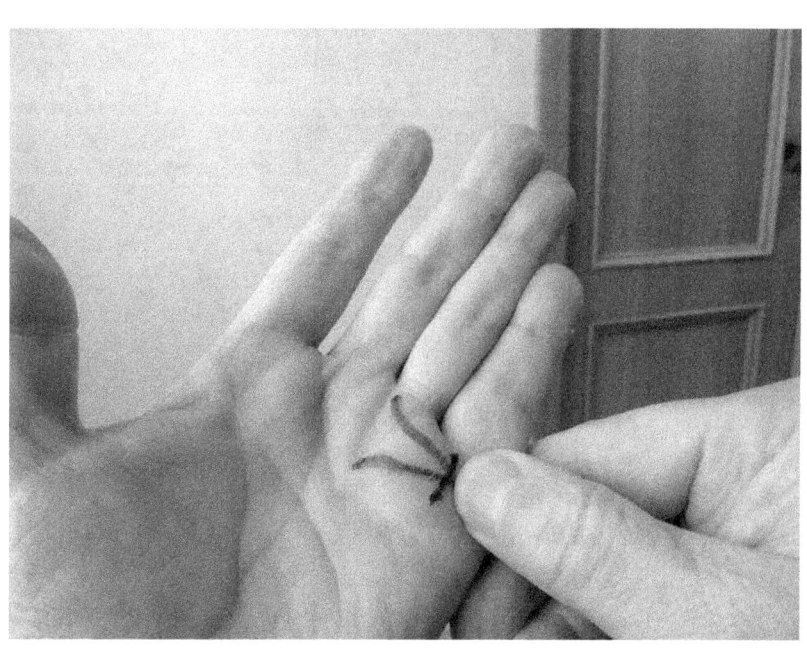

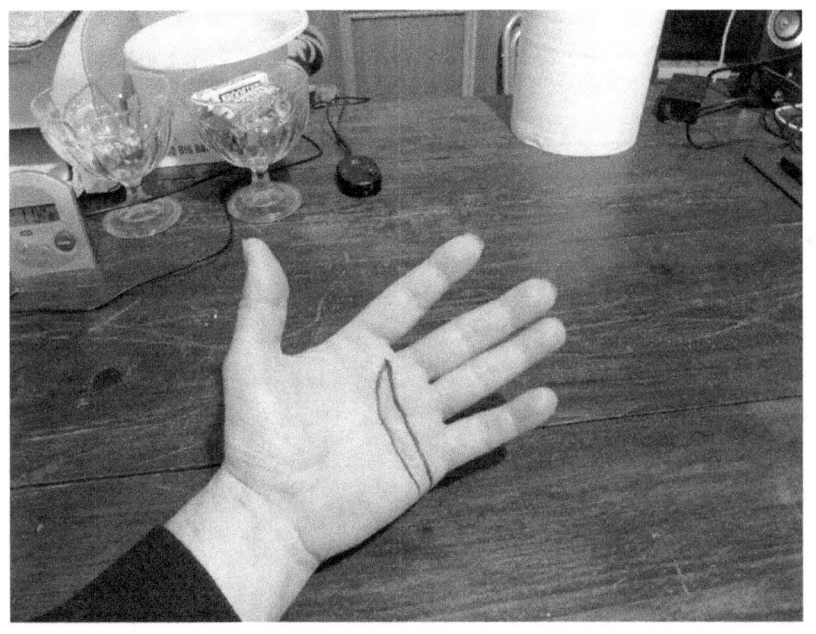

9. Reflex Punkt für die Lungen.

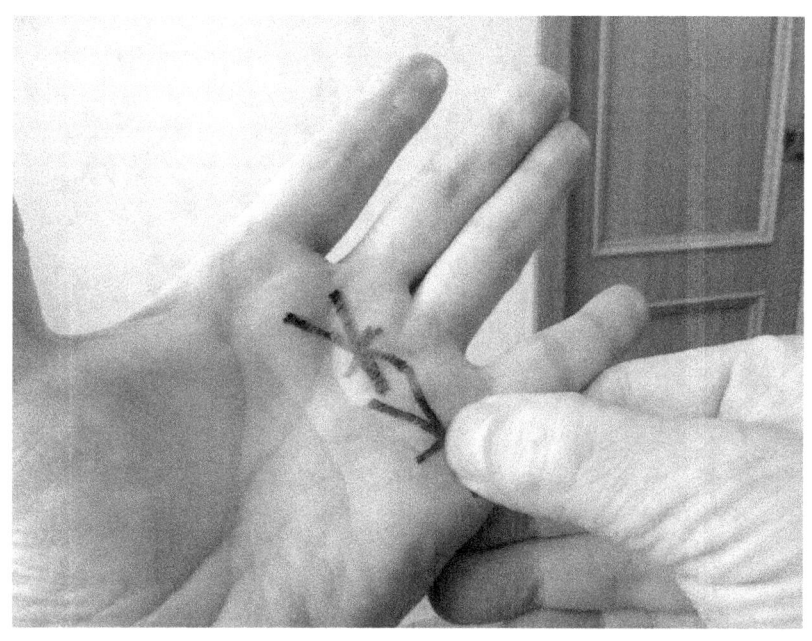

Den mit Sternen eingezeichneten Bereich
massieren

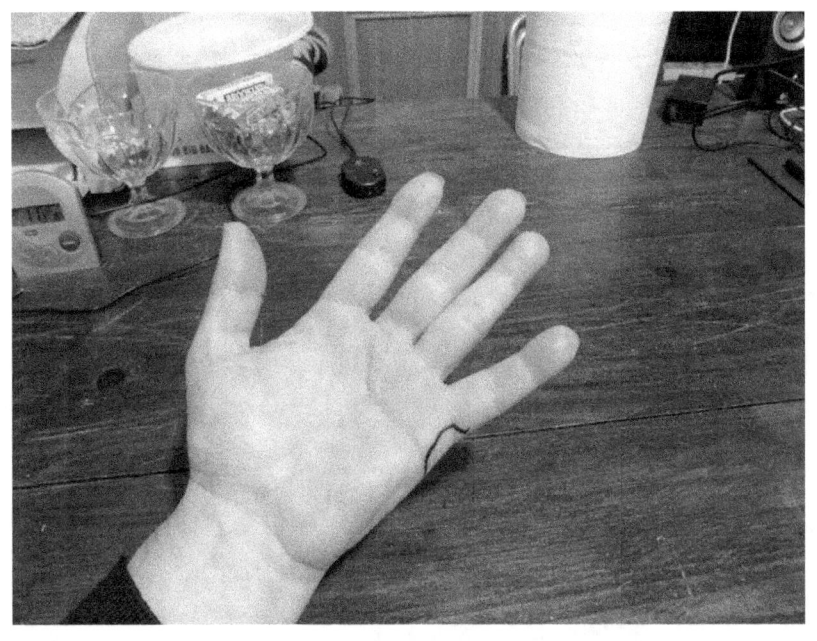

10. Reflex Punkt für die Schulter.

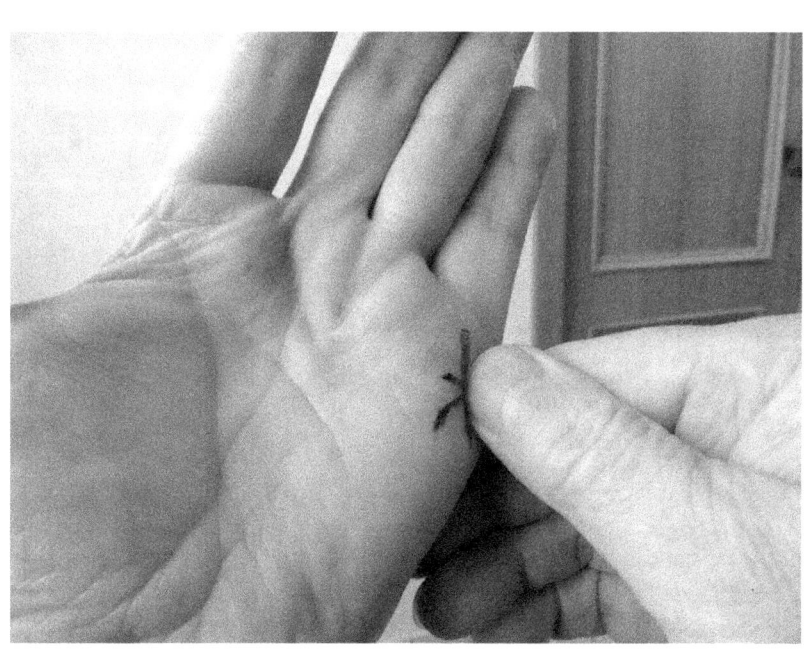

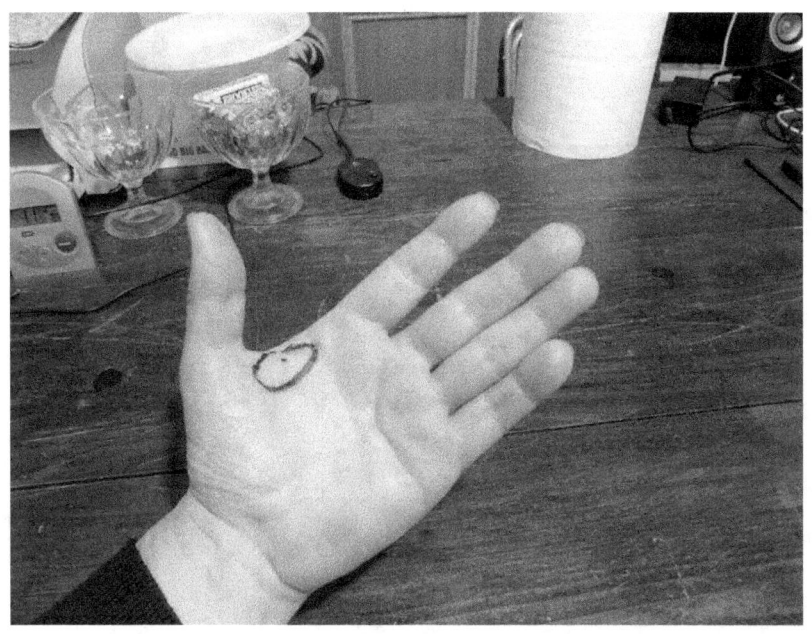

11. Reflex Punkt für den Magen.

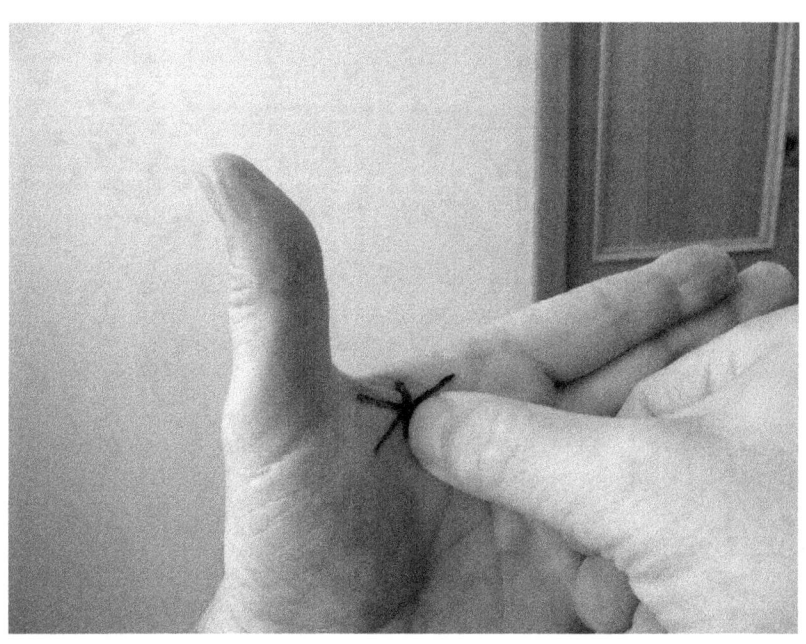

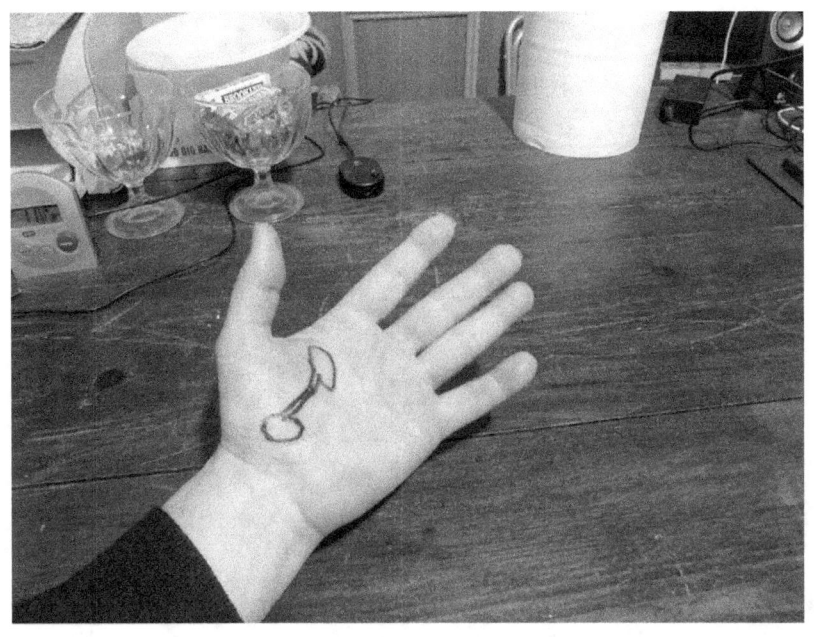

12. Reflex Punkt für die Nieren. Der obere Punkt.

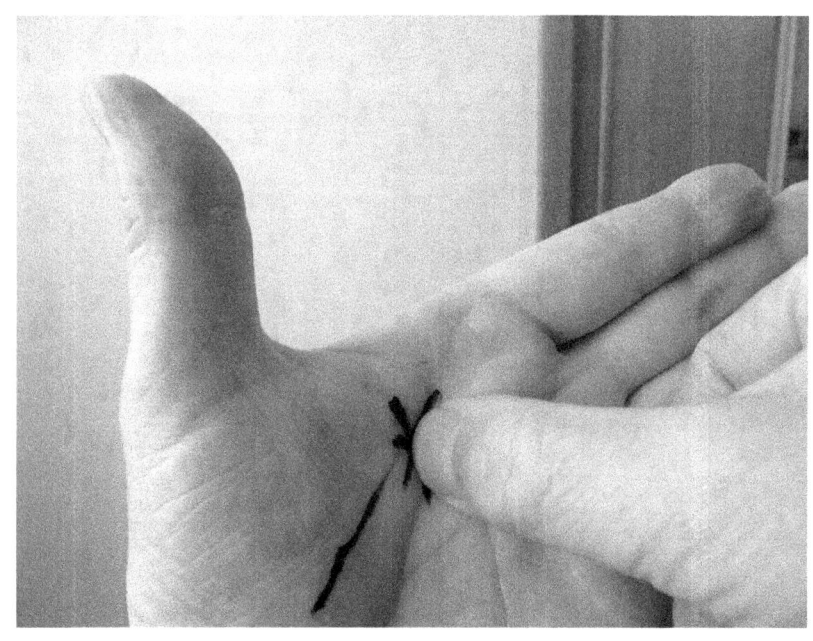

Den mit Sternen eingezeichneten Bereich
massieren

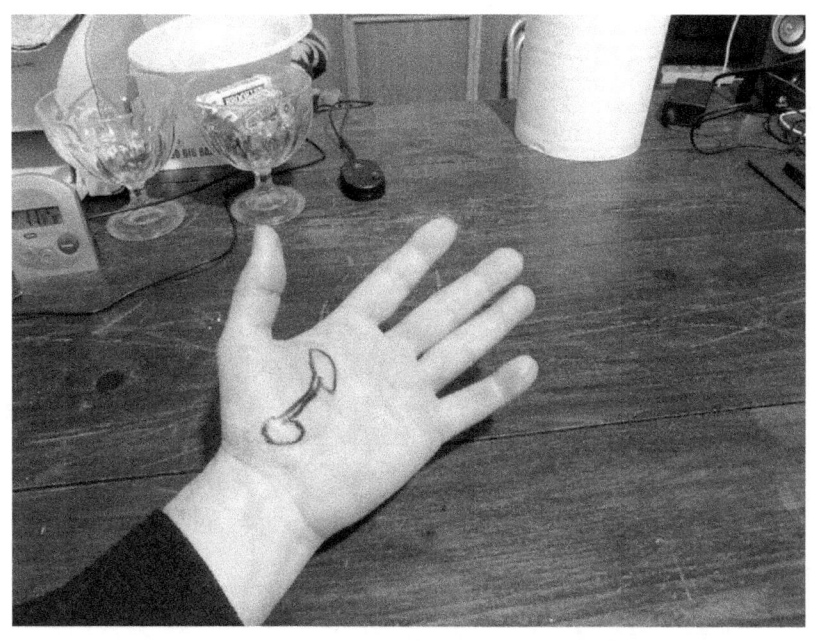

13. Reflex Punkt für die Blase. Der untere Punkt.

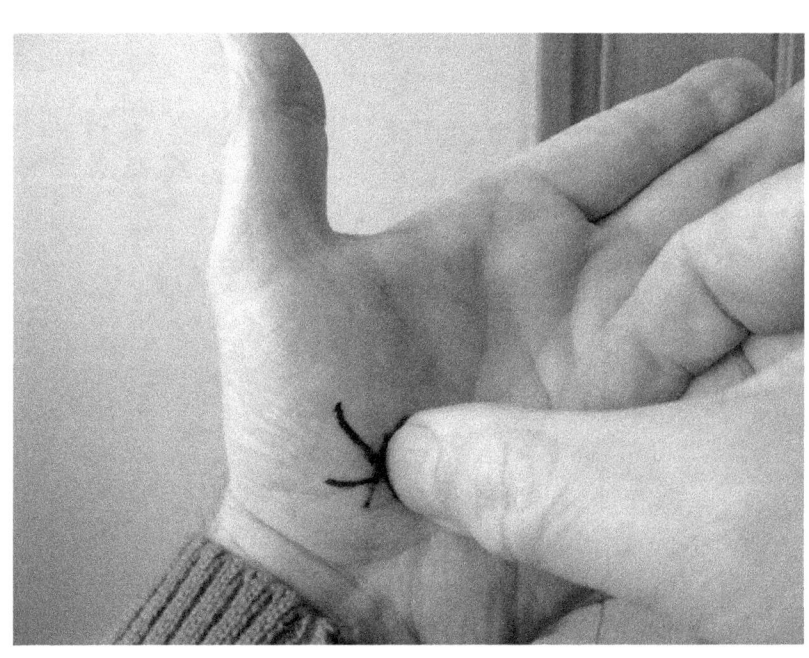

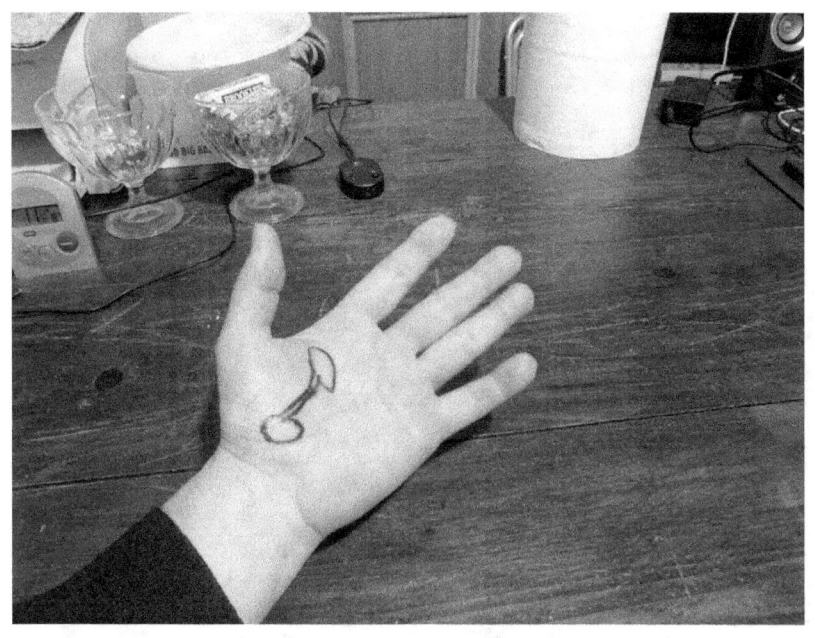

14. Reflex Punkt für den Harnleiter. In der Mitte.

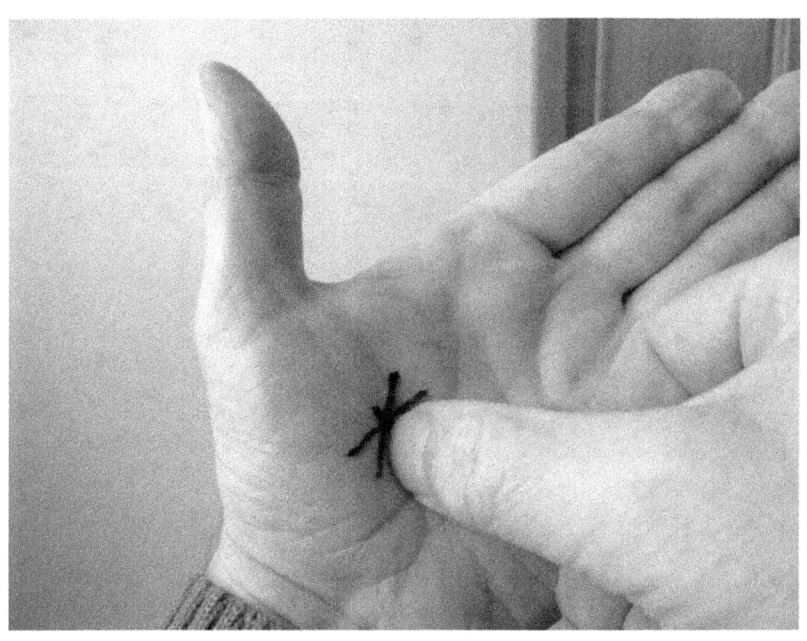

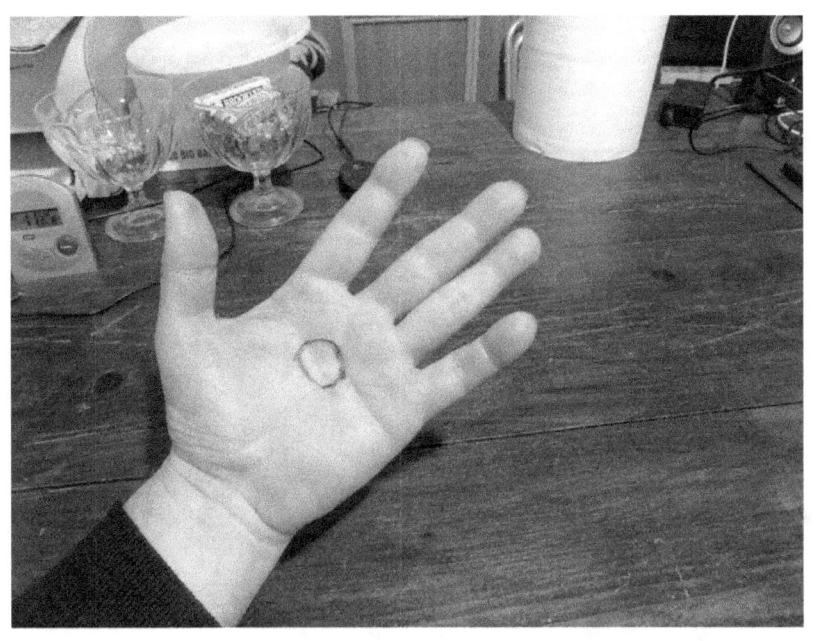

15. Reflex Punkt für den Solarplexus.

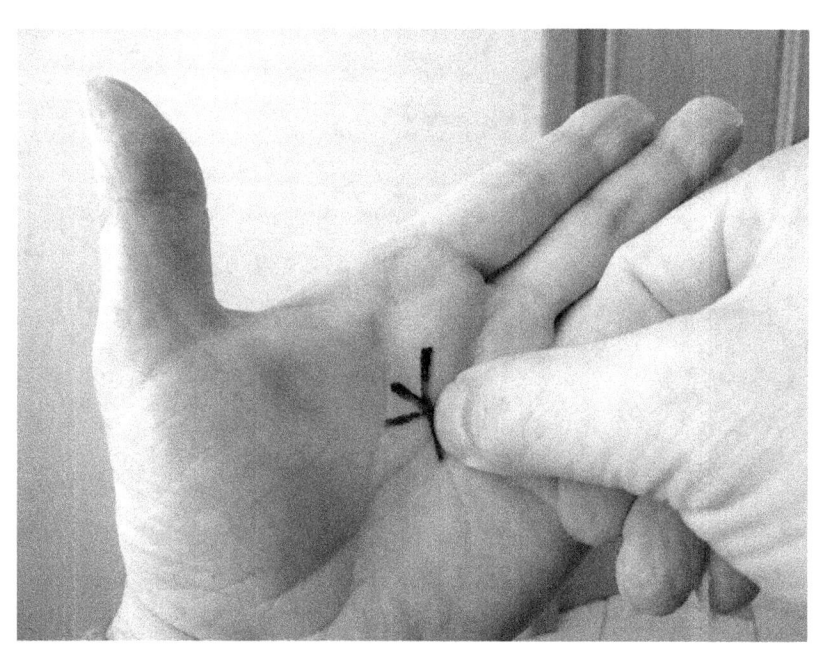

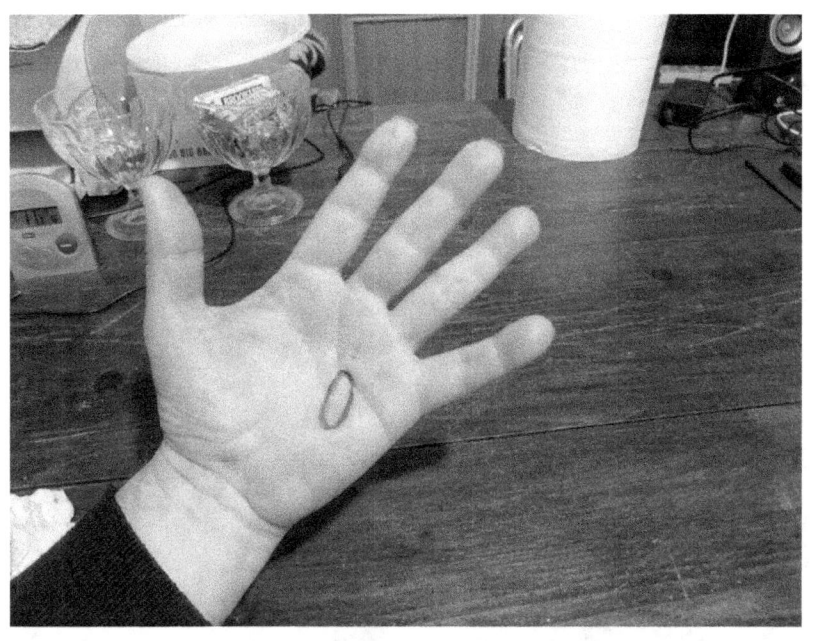

16.   Reflex Punkt für das Herz.

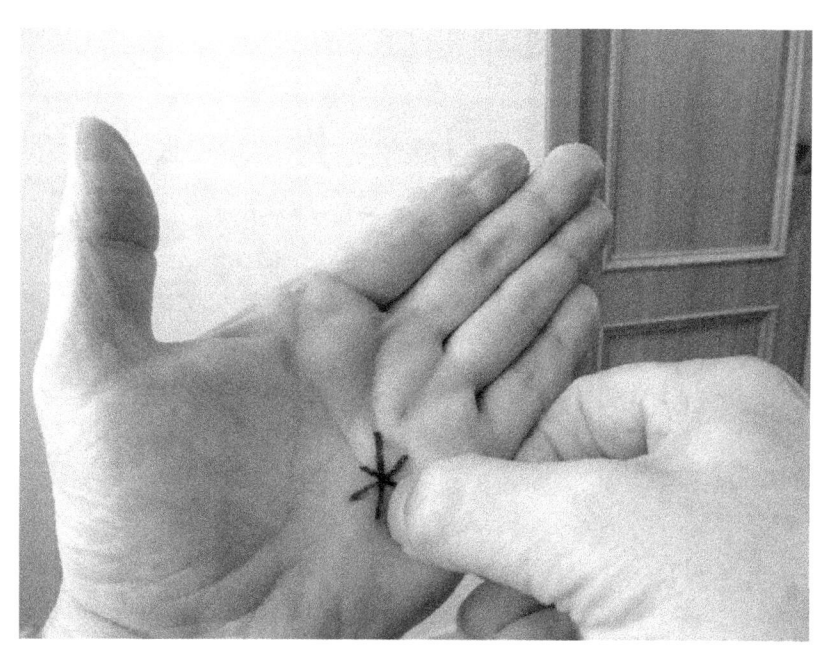

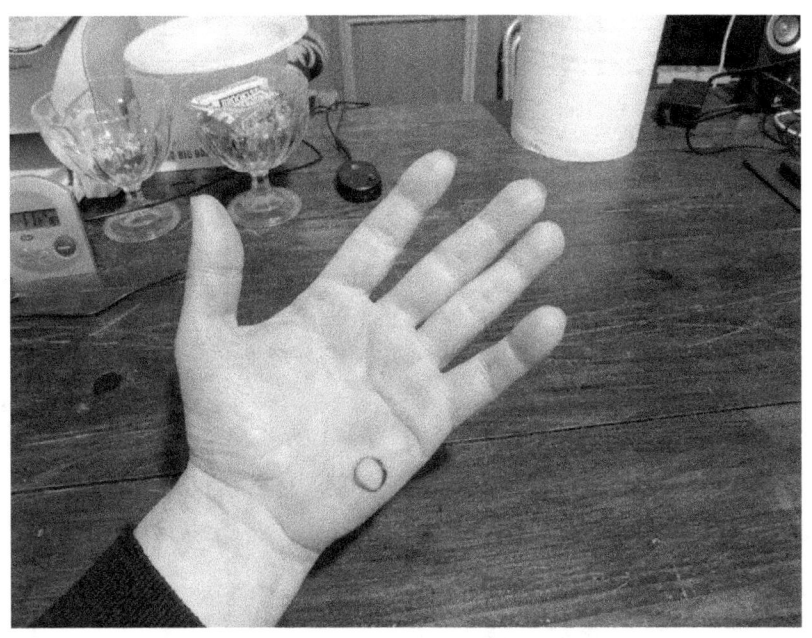

17. Reflex Punkt für die Milz.

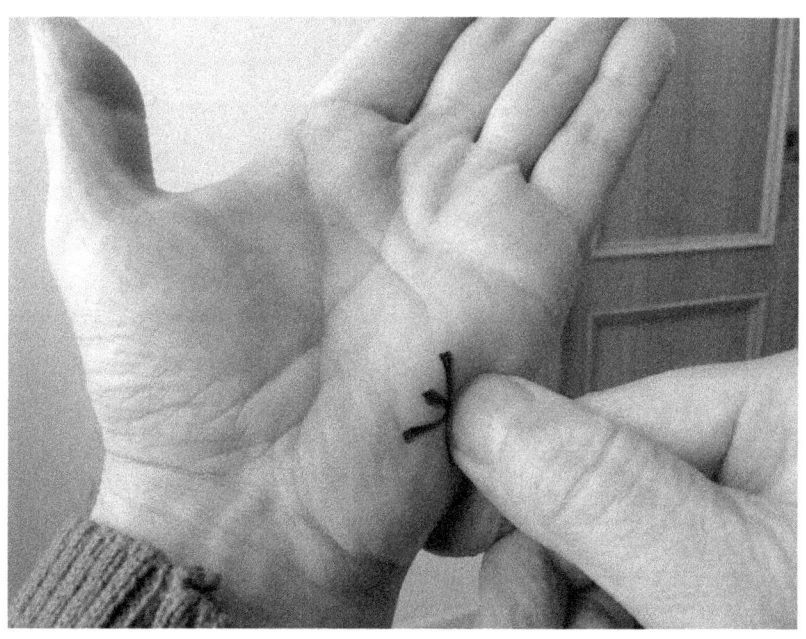

Den mit Sternen eingezeichneten Bereich
massieren

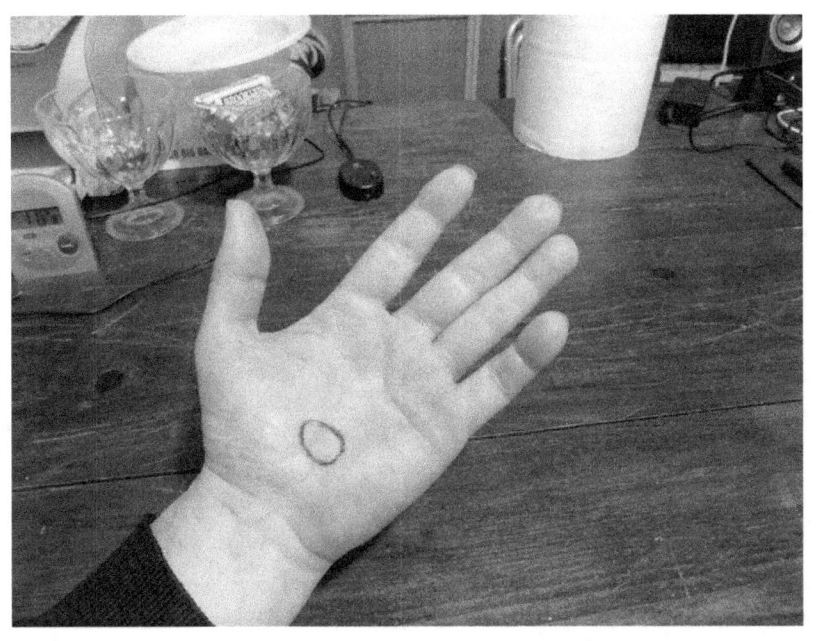

18. Reflex Punkt für den Dünndarm.

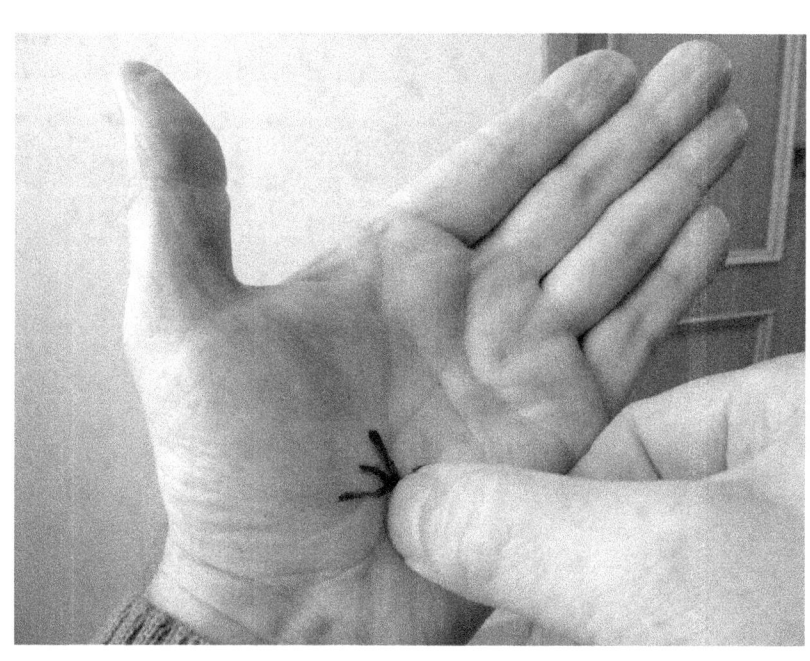

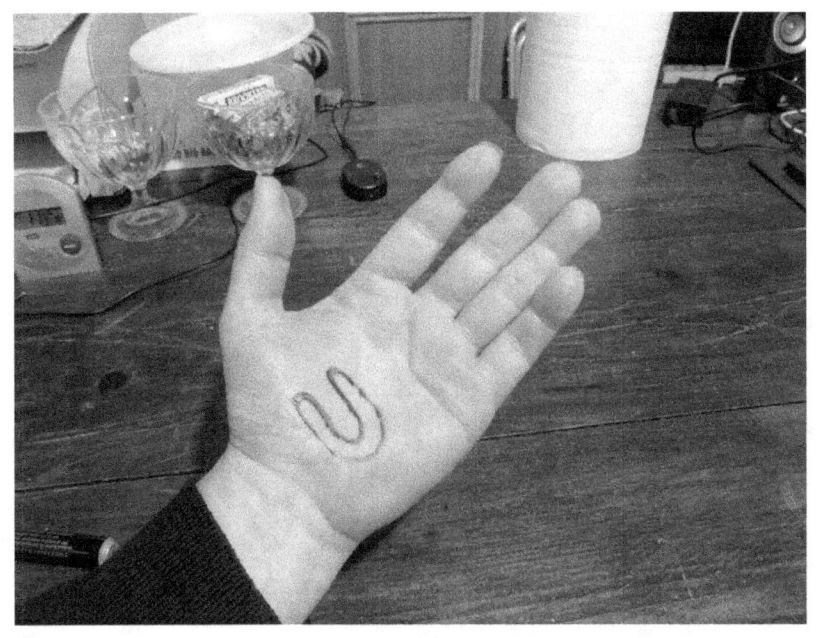

19.   Reflex Punkt für den Dickdarm.

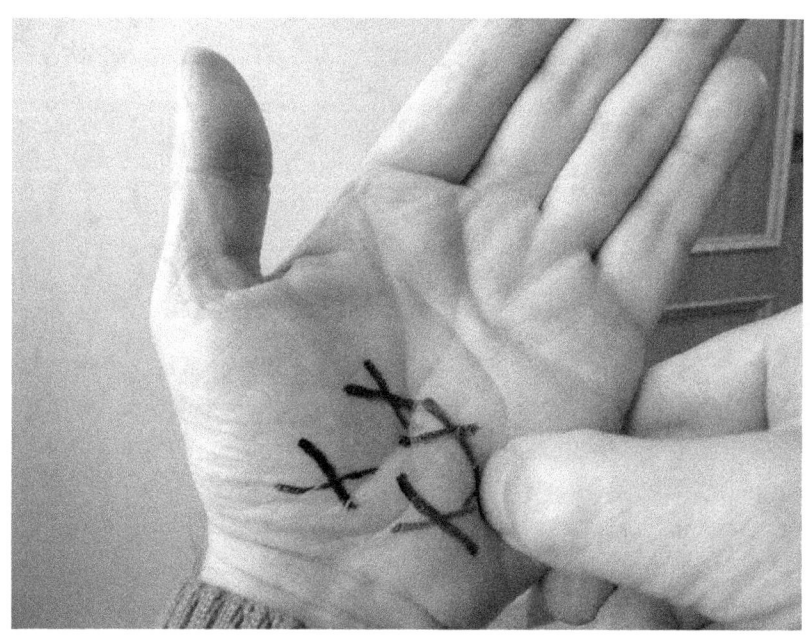

Den mit Sternen eingezeichneten Bereich
massieren

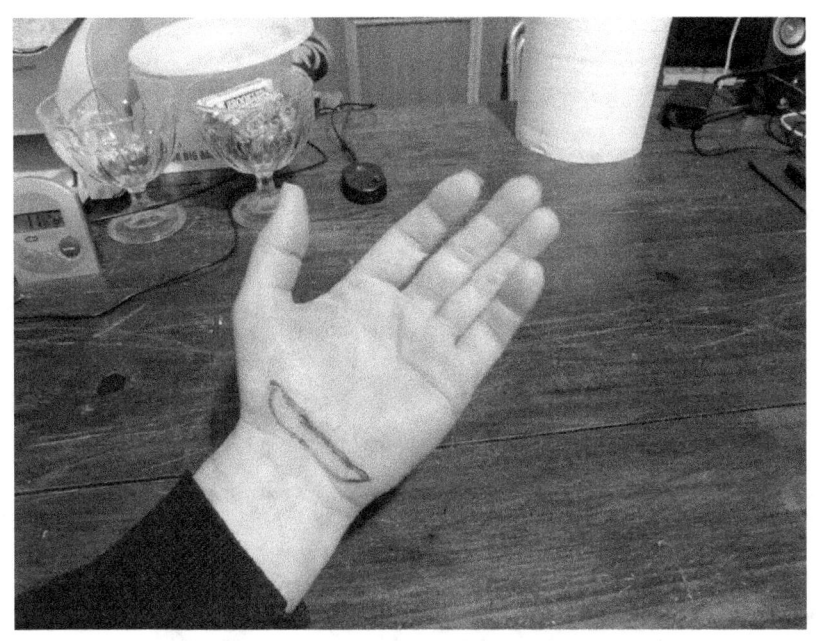

20. Reflex Punkt für die
Geschlechtsorgane.

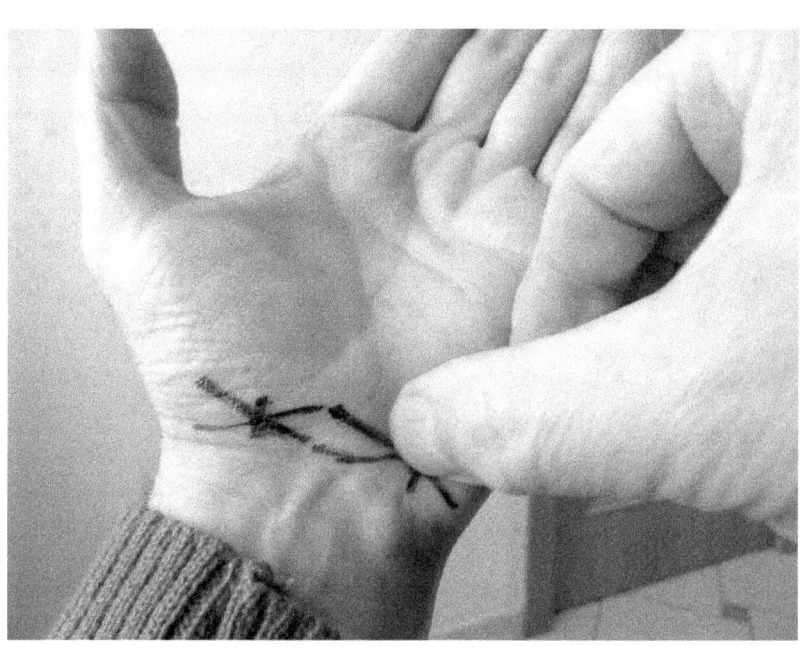

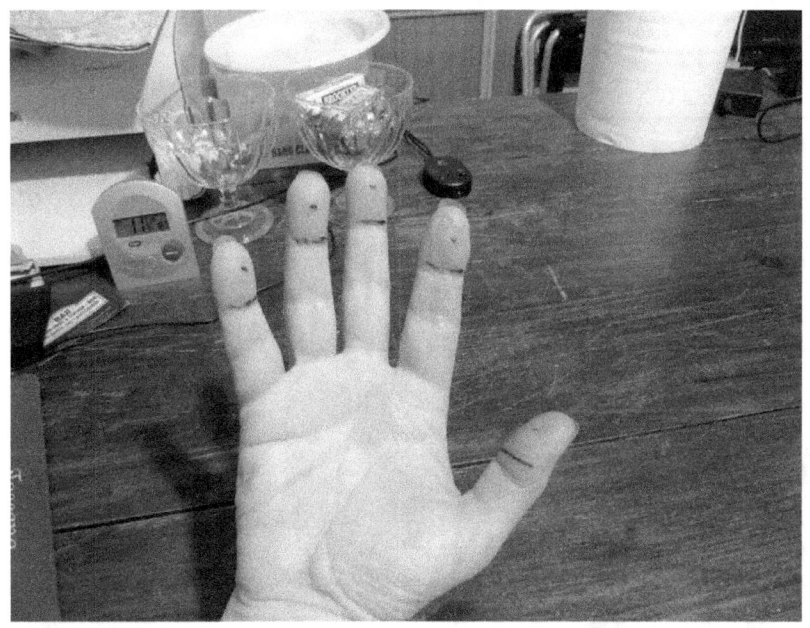

21.   Reflex Punkte für Gehirn und
Nebenhöhlen.

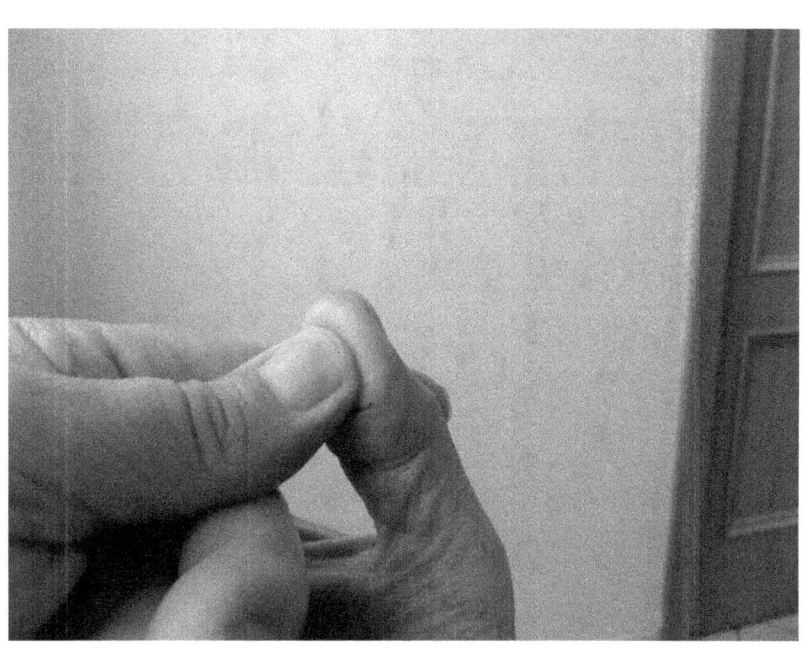

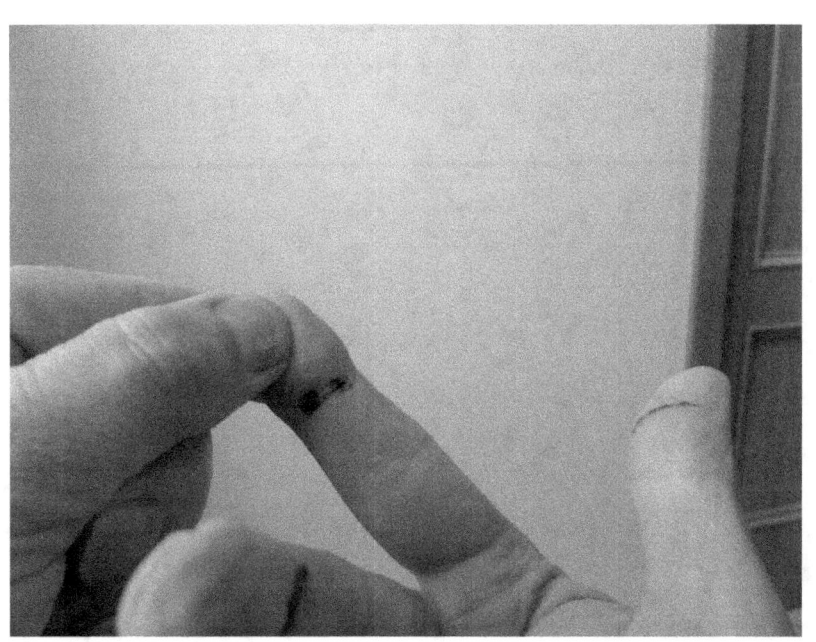

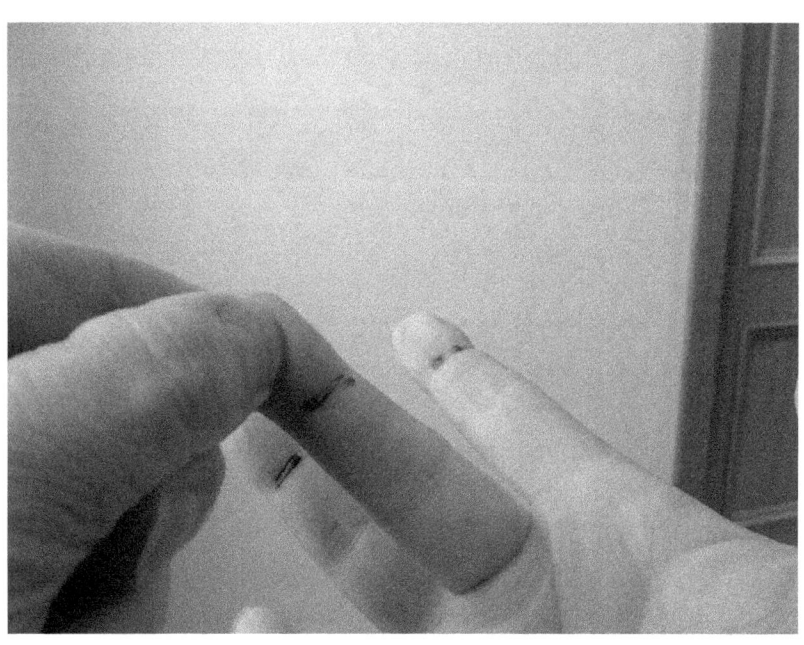

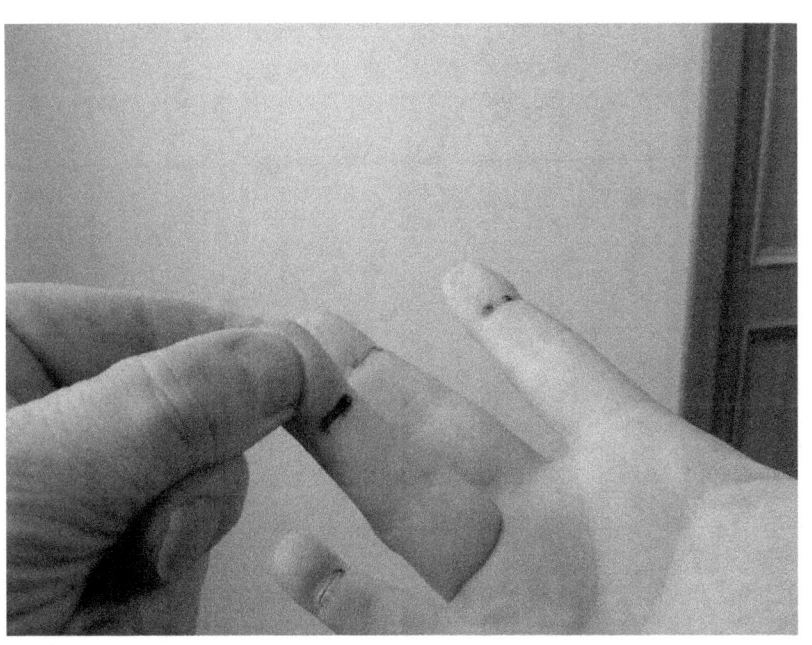

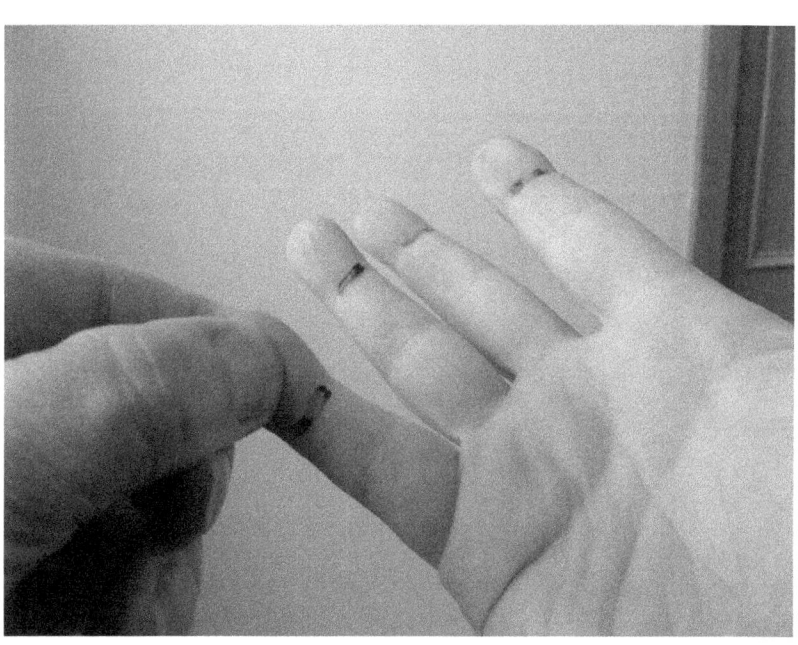

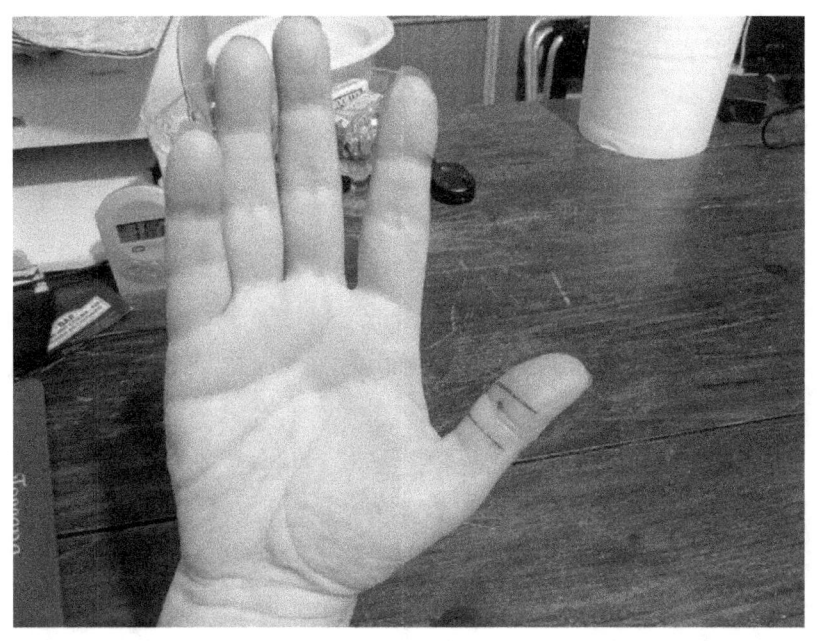

22. Reflex Punkt für den Kopf.

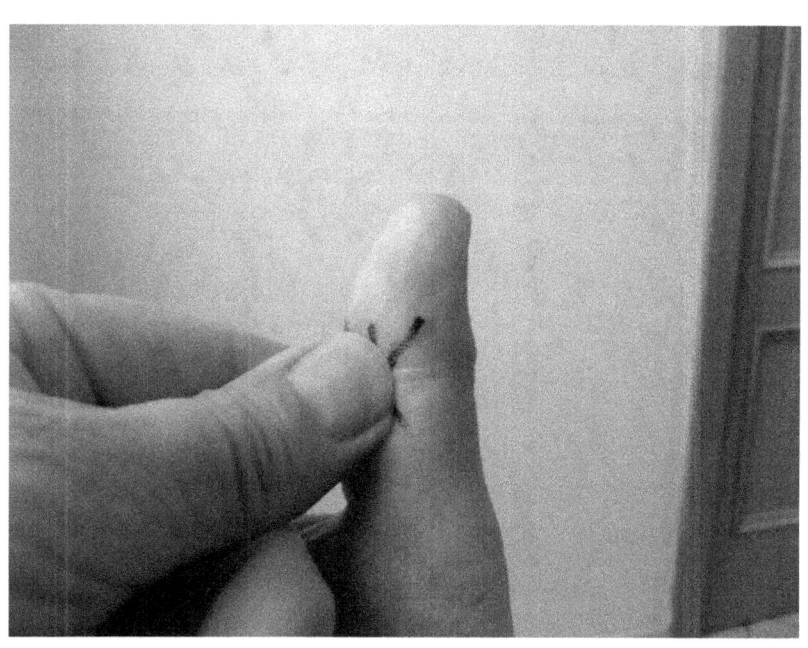

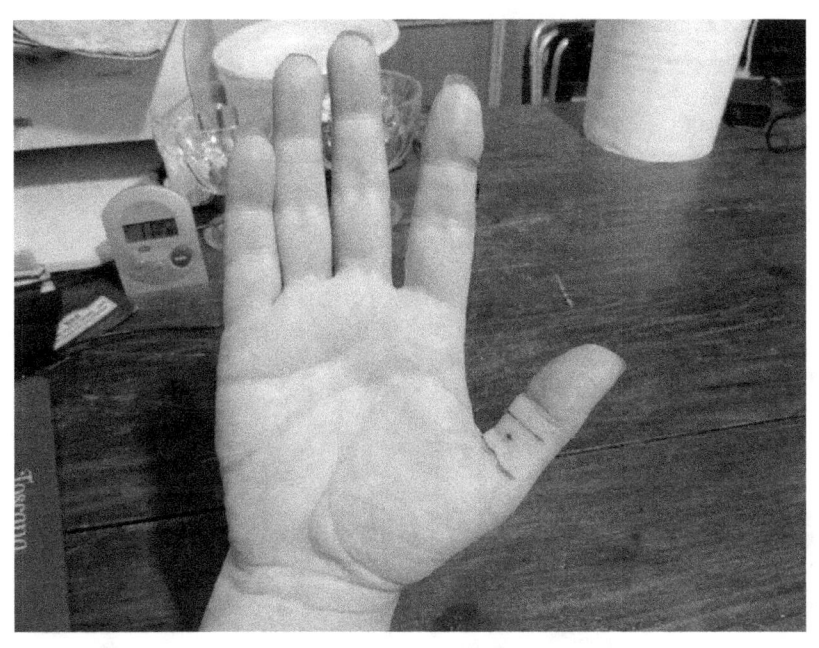

23. Reflex Punkt für den Nacken.

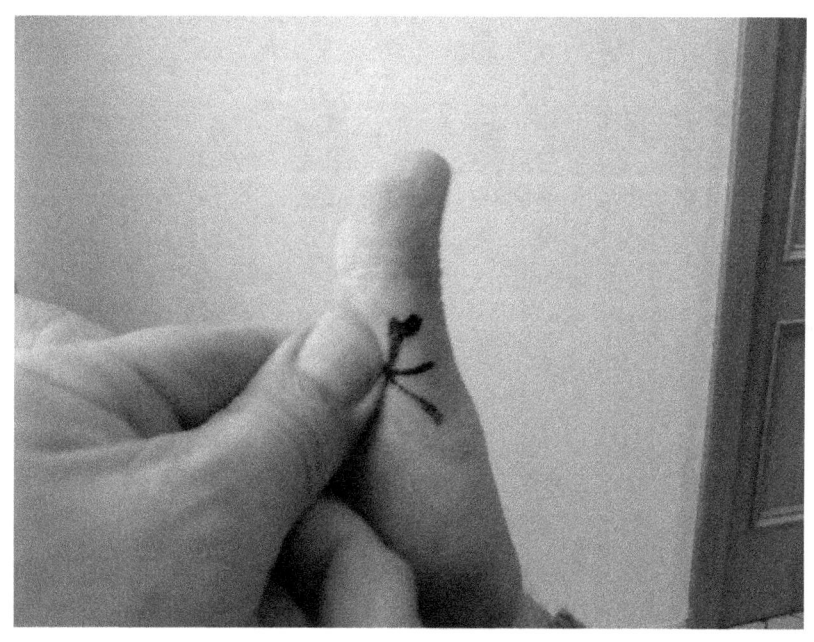

Den mit Sternen eingezeichneten Bereich
massieren

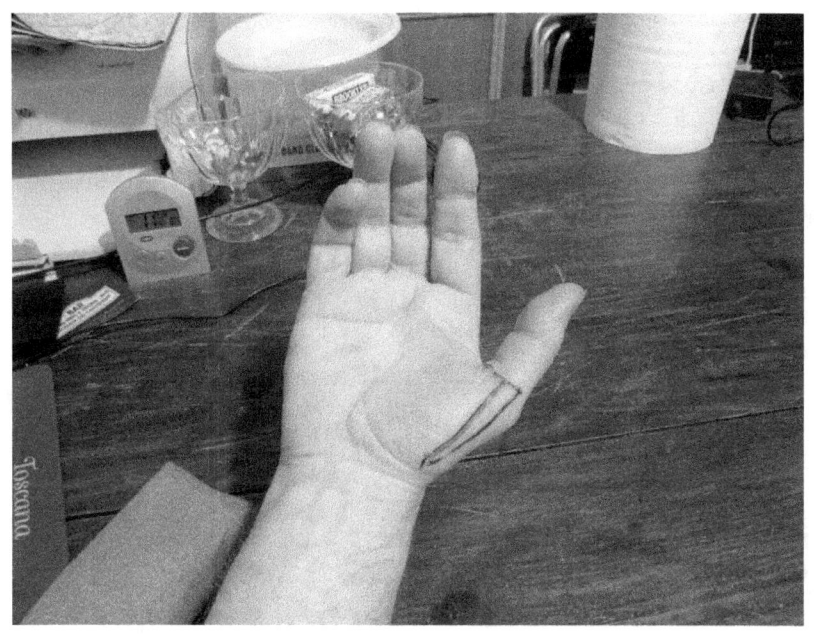

24.   Reflex Punkt für die Wirbelsäule.

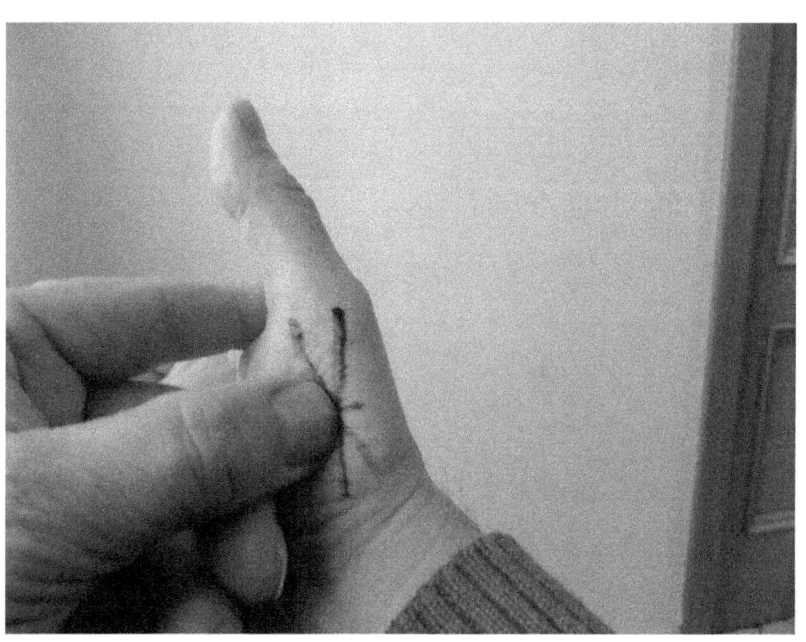

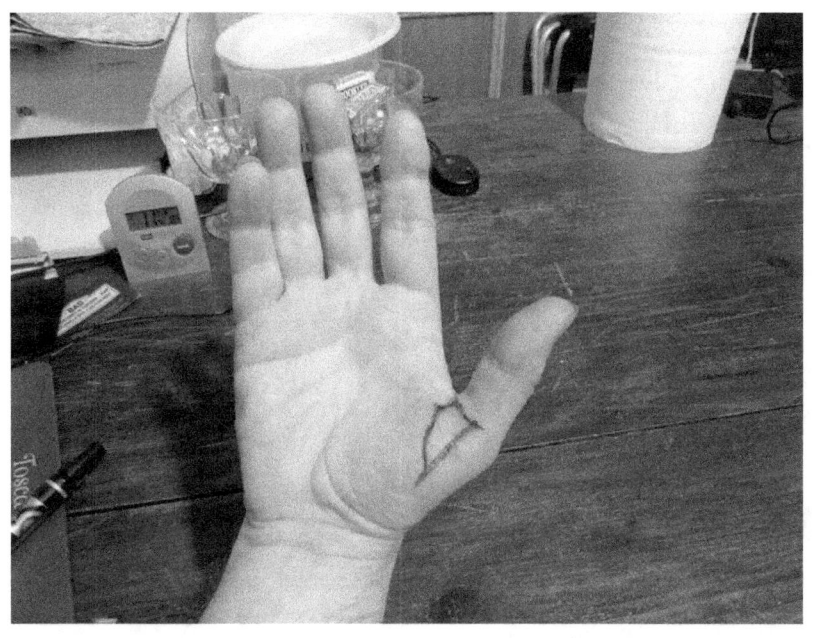

25.   Reflex Punkt für die Schilddrüse.

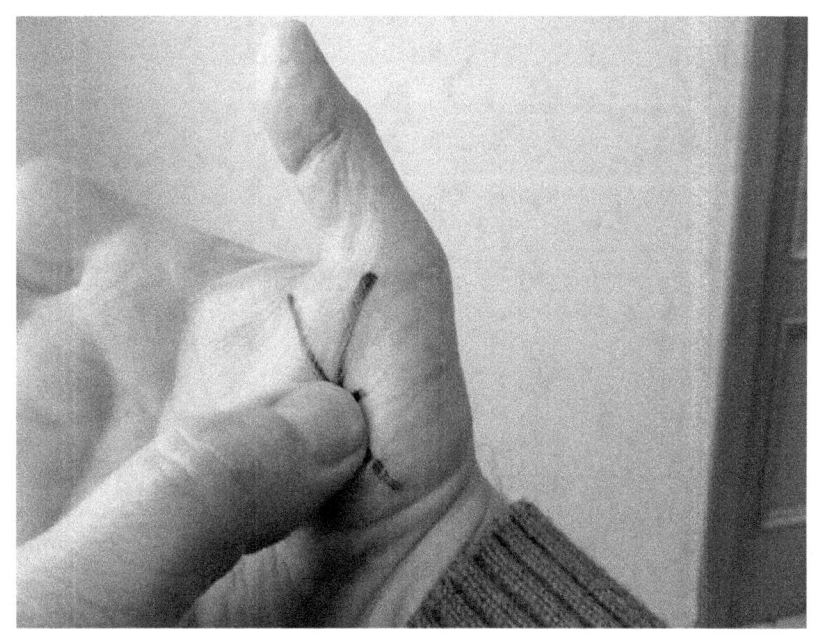

Den mit Sternen eingezeichneten Bereich
massieren

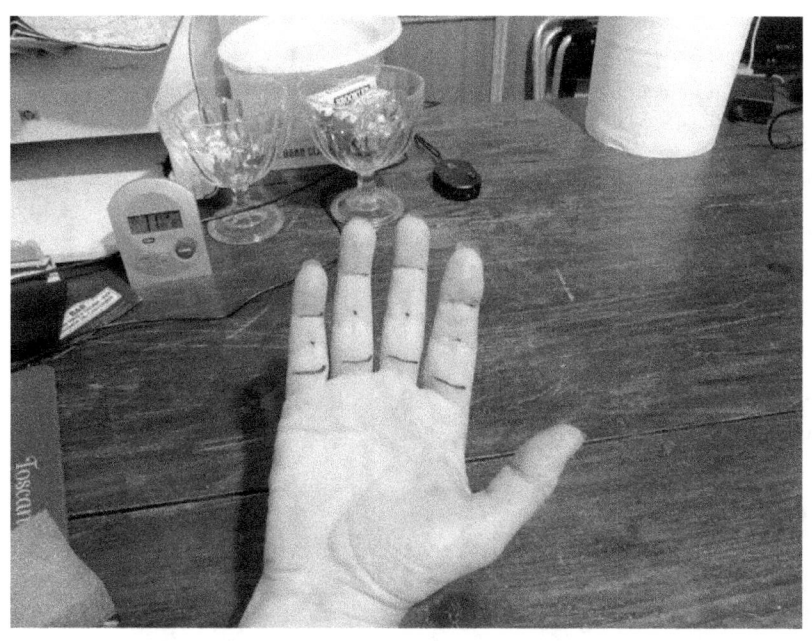

26. Reflex Punkte für die Nerven.

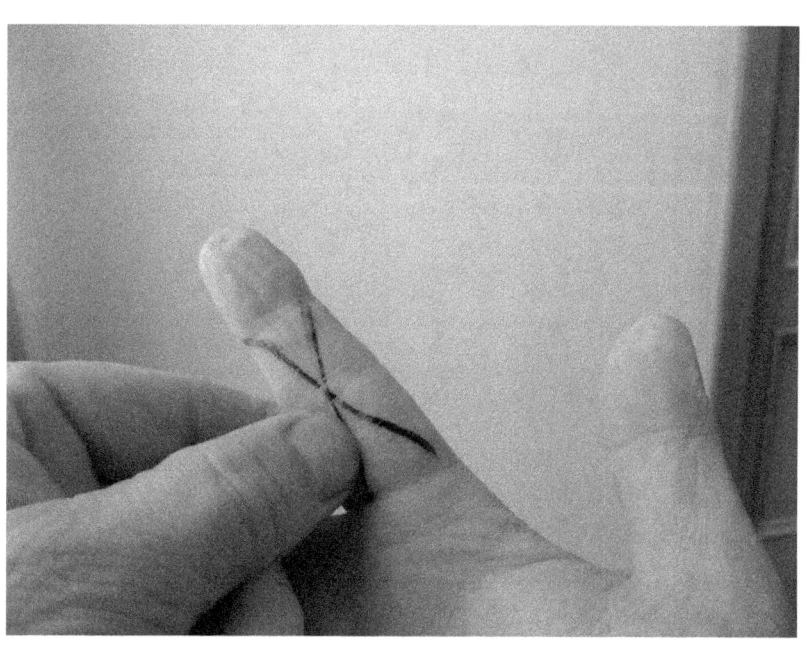

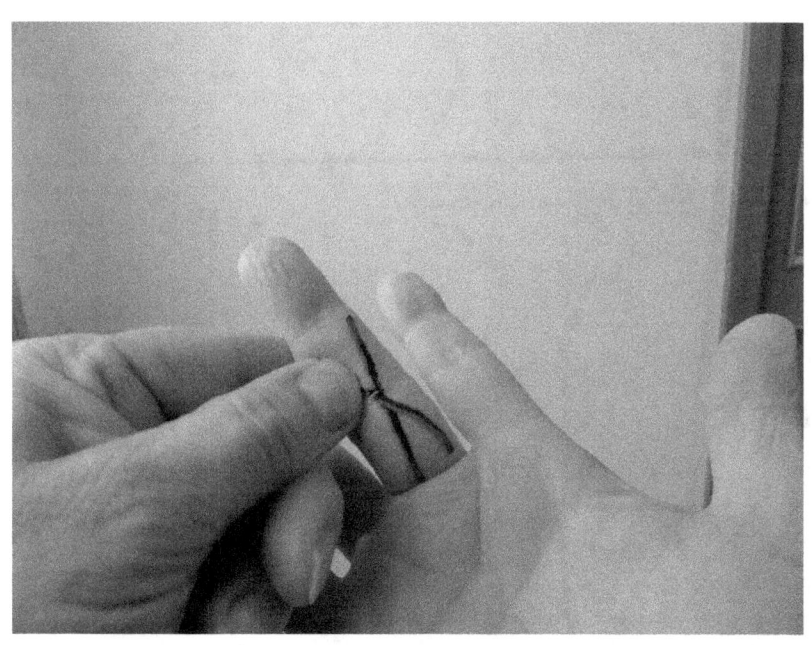

Den mit Sternen eingezeichneten Bereich
massieren

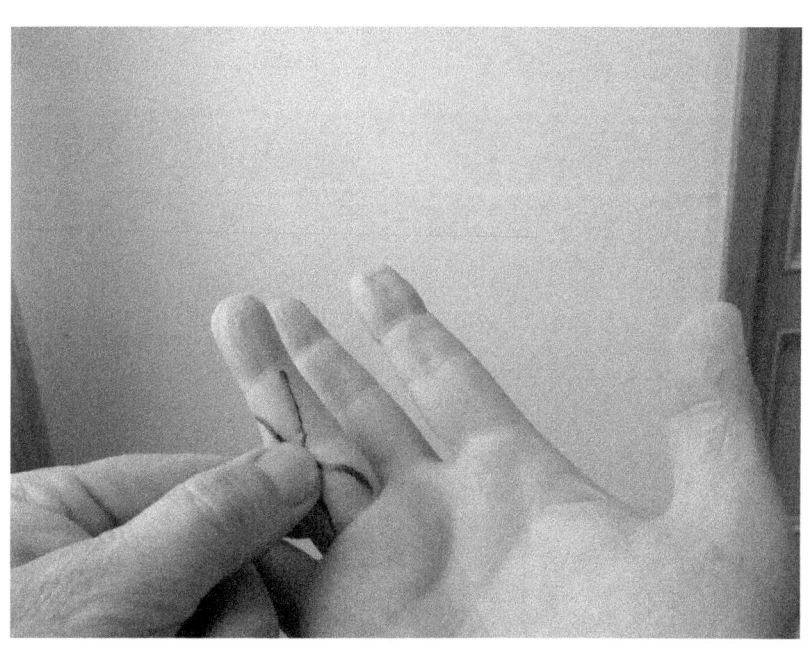

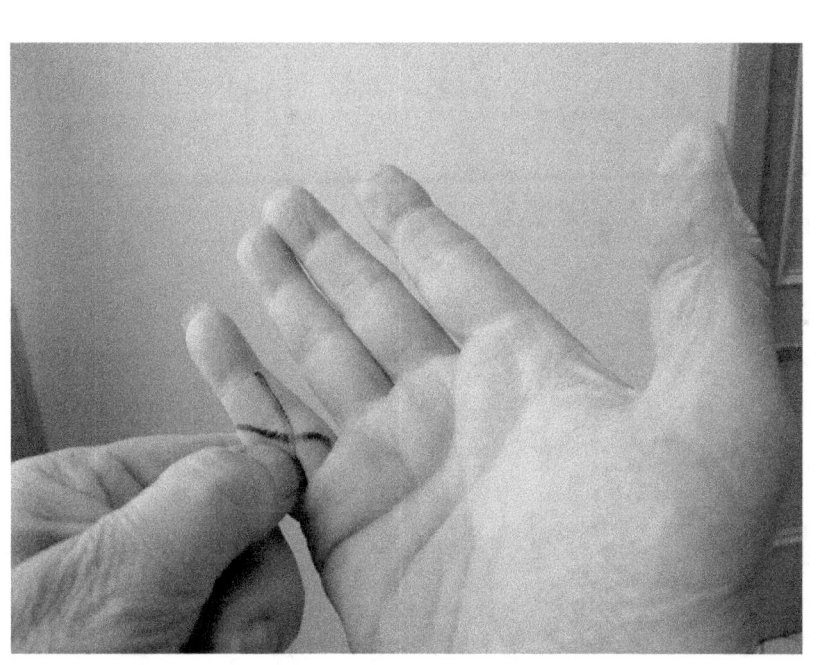

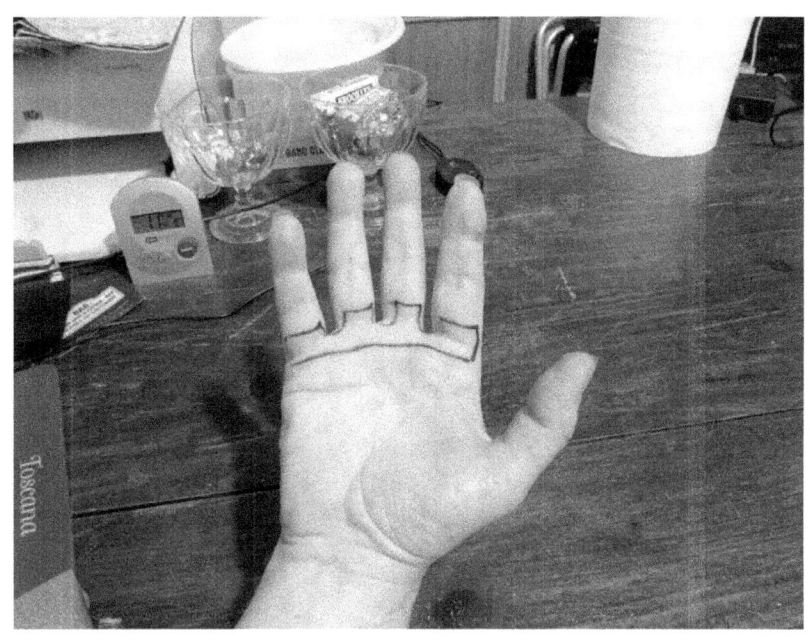

27. Reflex Punkte für das Auge, rechte Hälfte.

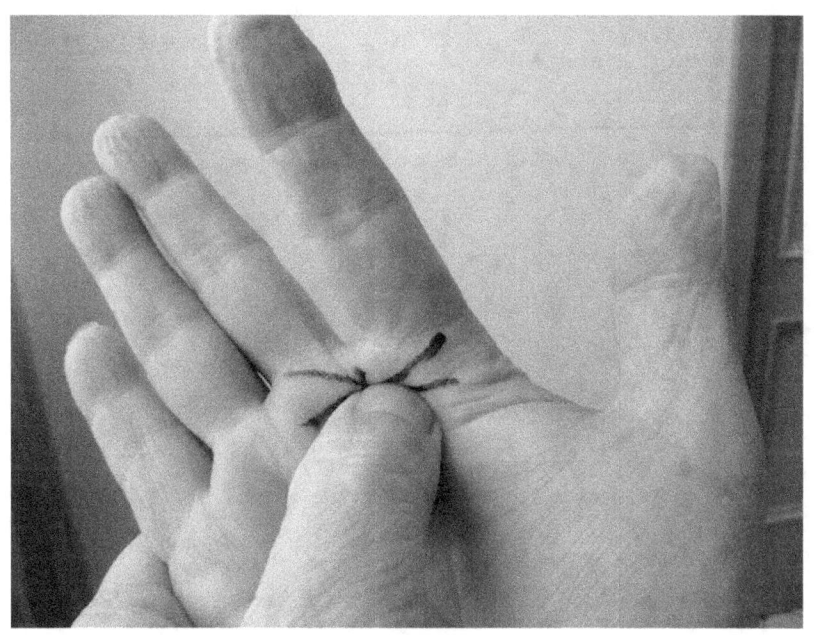

Den mit Sternen eingezeichneten Bereich
massieren

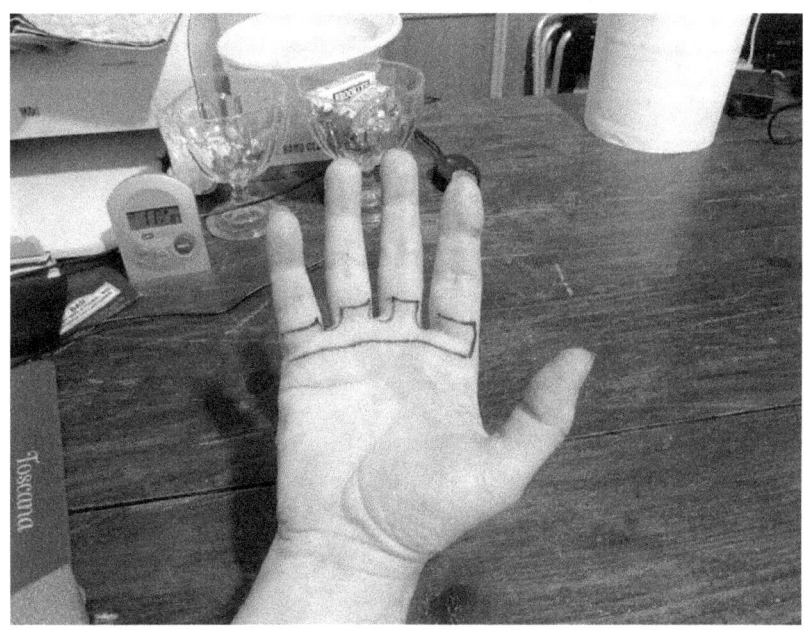

28. Reflex Punkt für das Ohr, linke Hälfte.

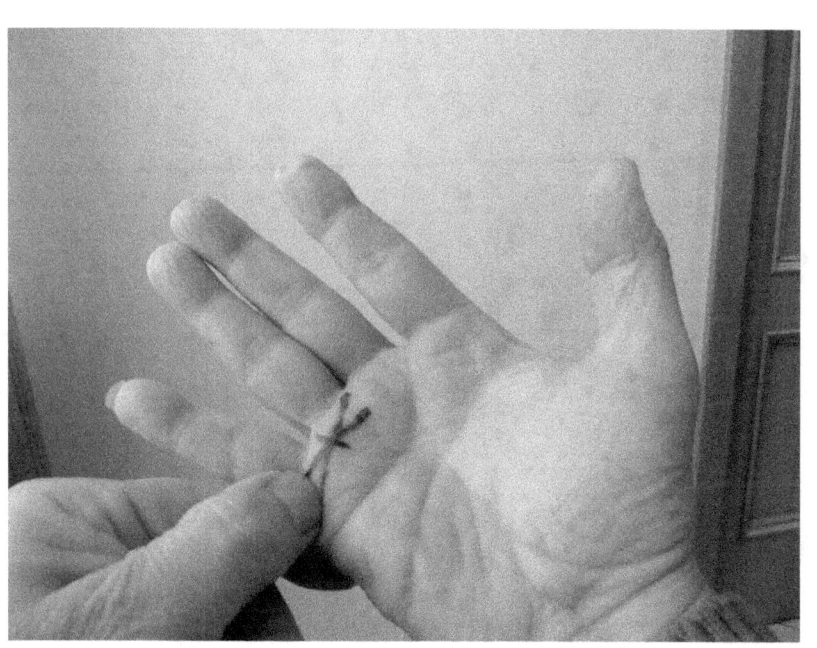

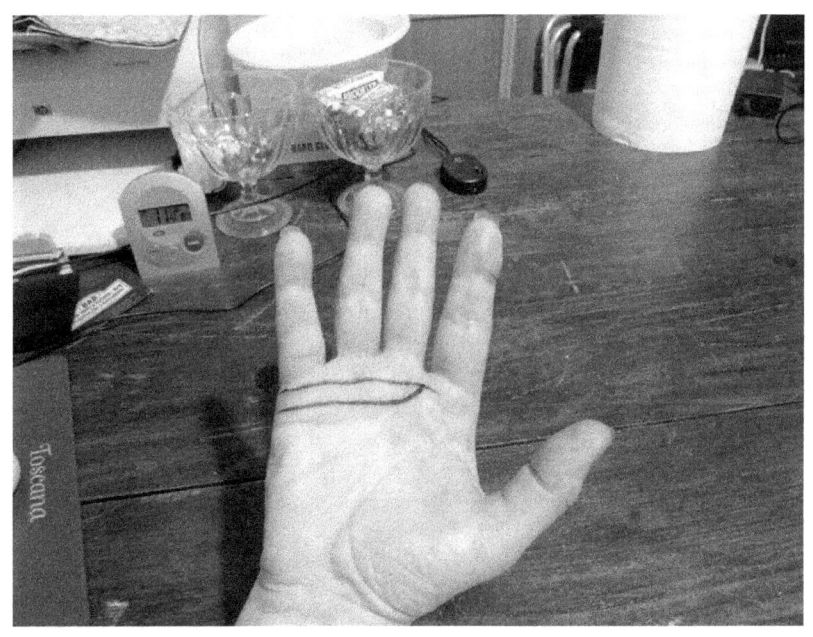

29. Reflex Punkt für die Lungen.

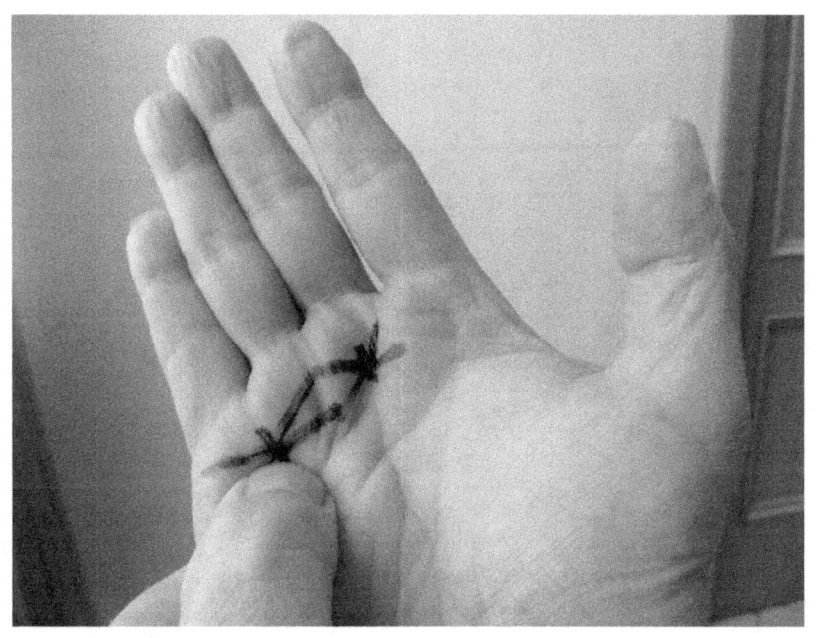

Den eingezeichneten Bereich massieren

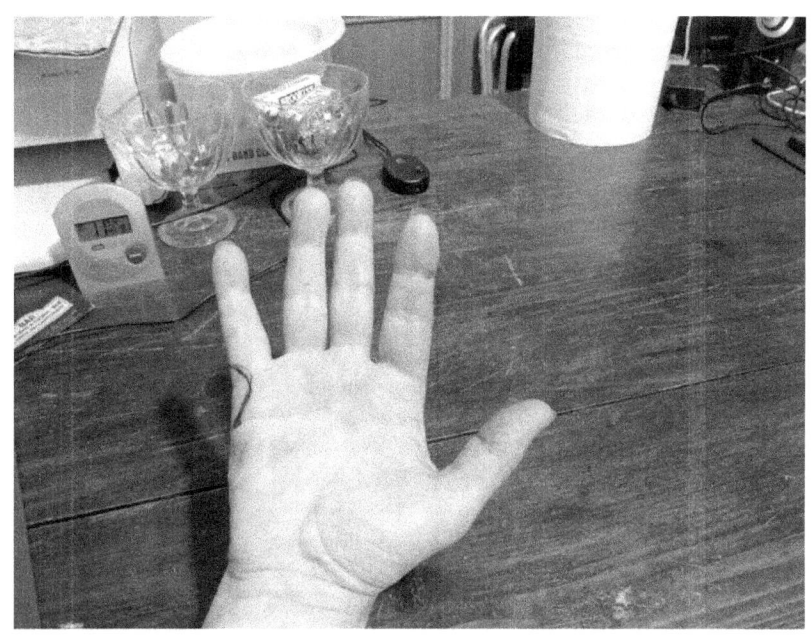

30. Reflex Punkt für die Schulter.

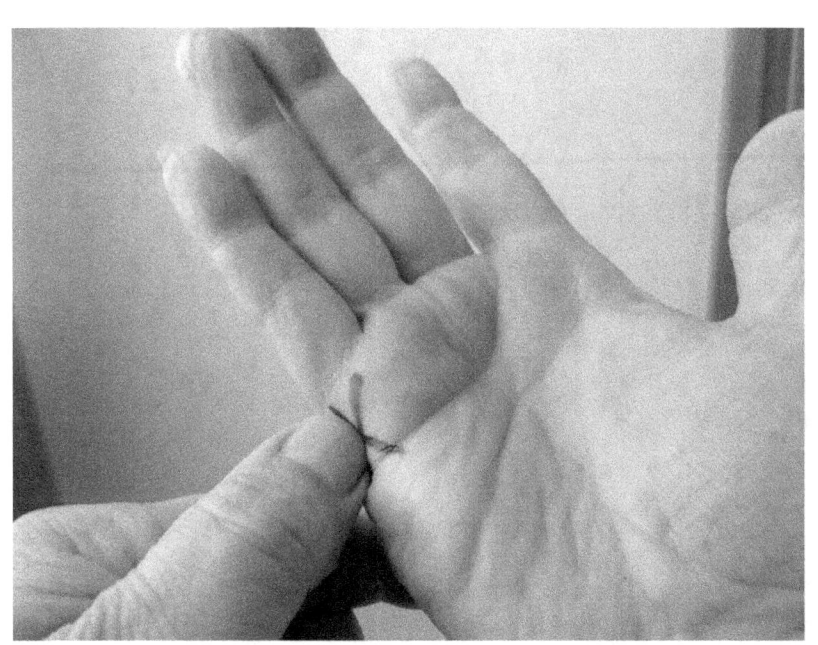

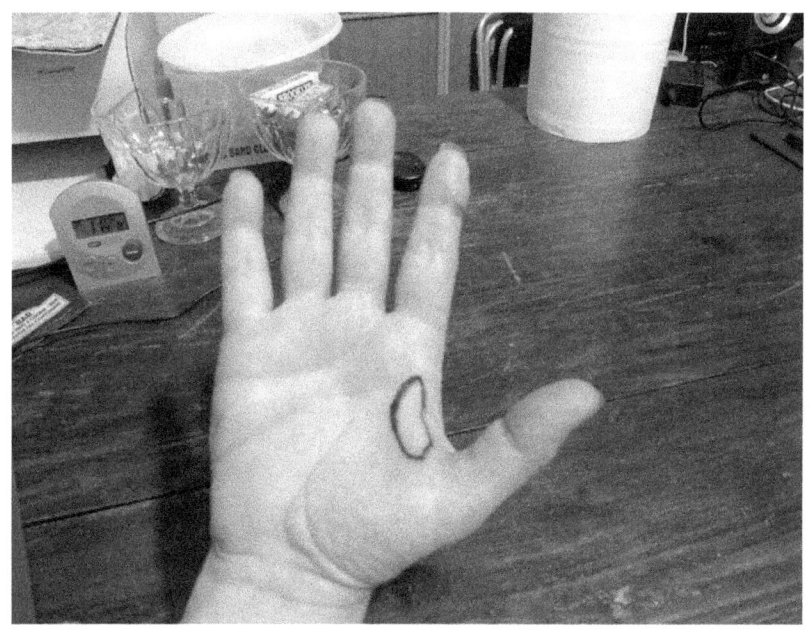

31. Reflex Punkt für den Magen.

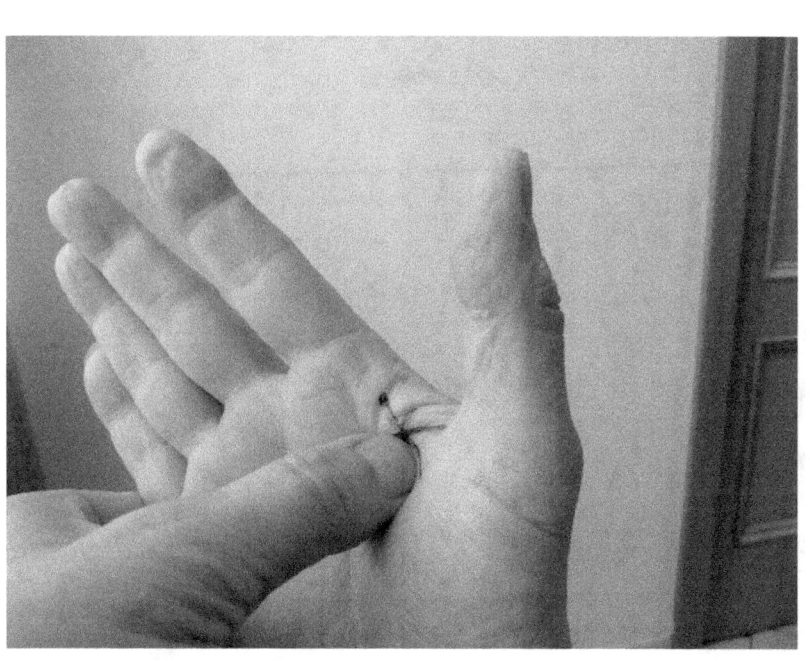

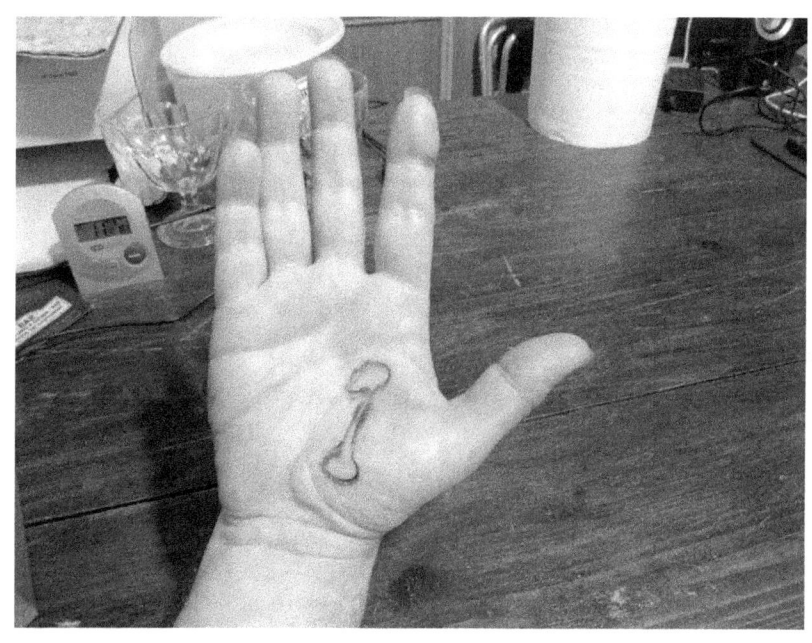

32. Reflex Punkt für die Nieren. Der obere Punkt.

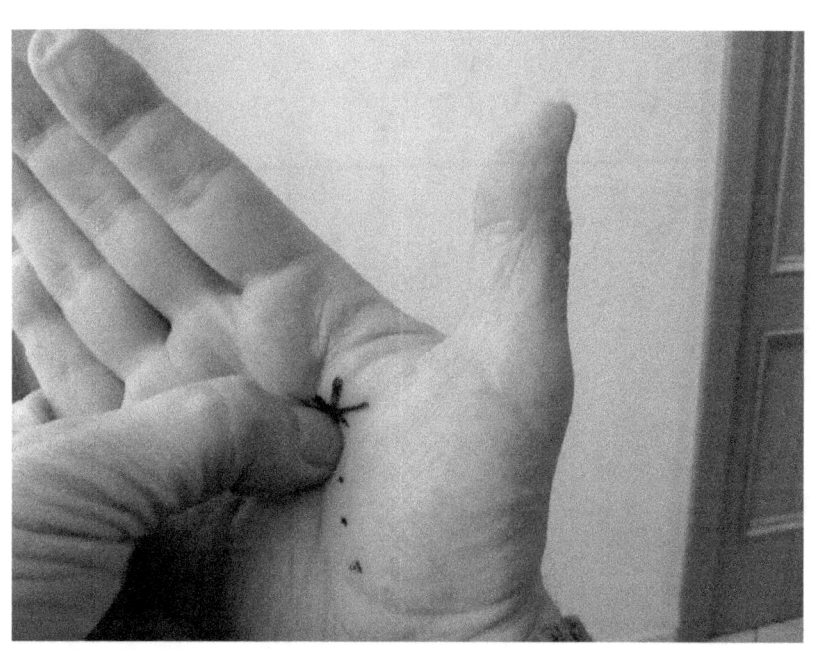

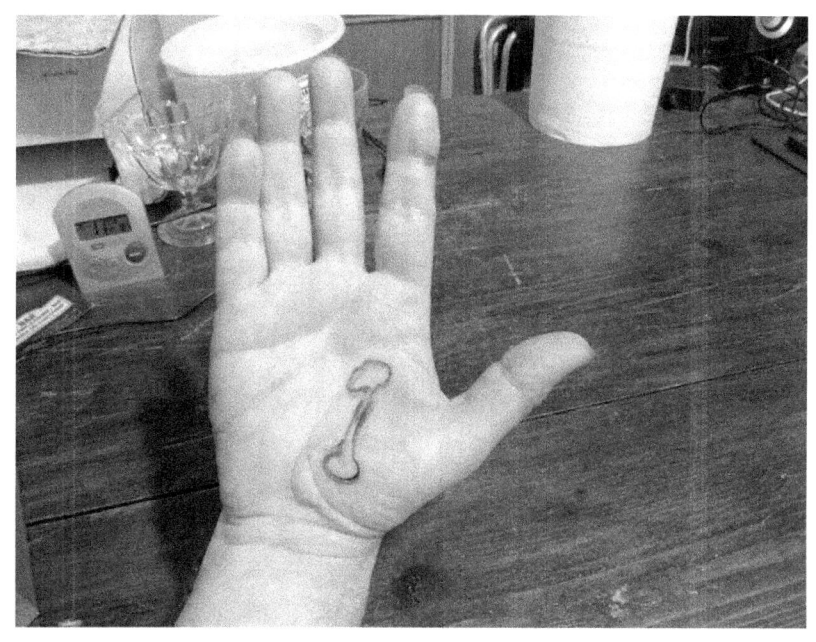

33. Reflex Punkt für die Blase. Der untere Punkt.

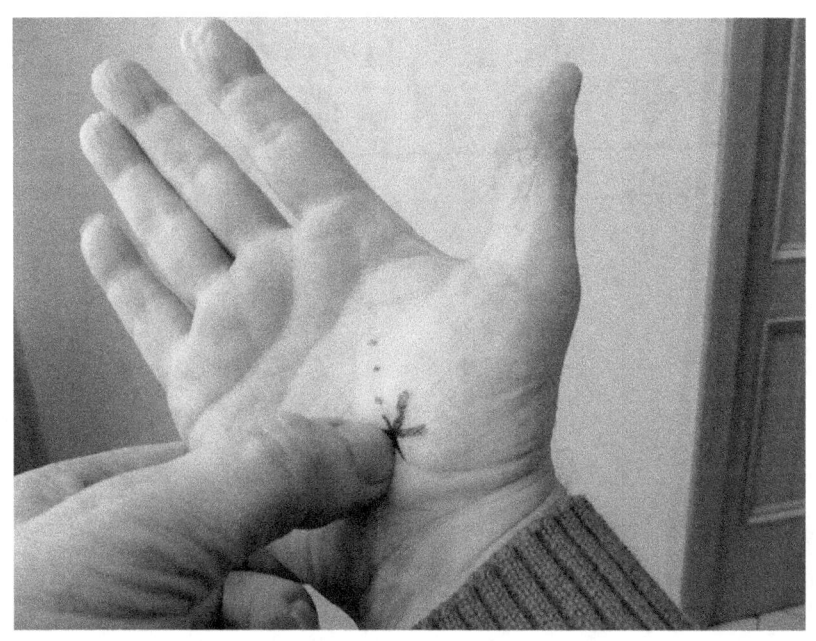

Den mit Sternen eingezeichneten Bereich
massieren

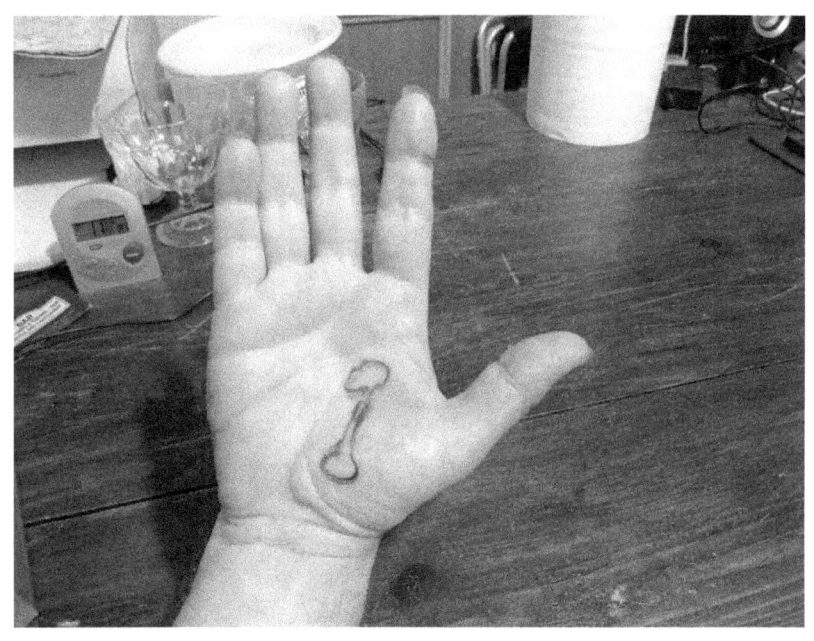

34. Reflex Punkt für den Harnleiter. In der Mitte.

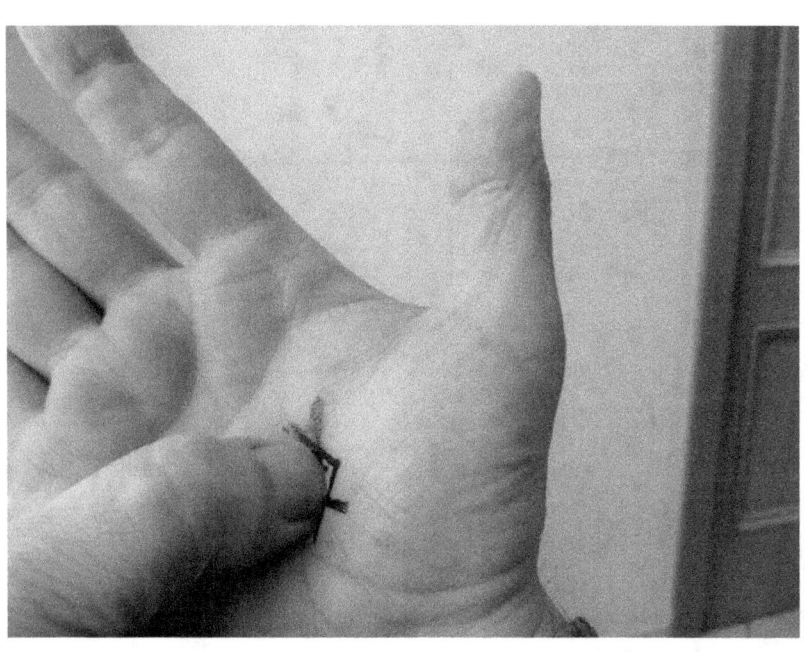

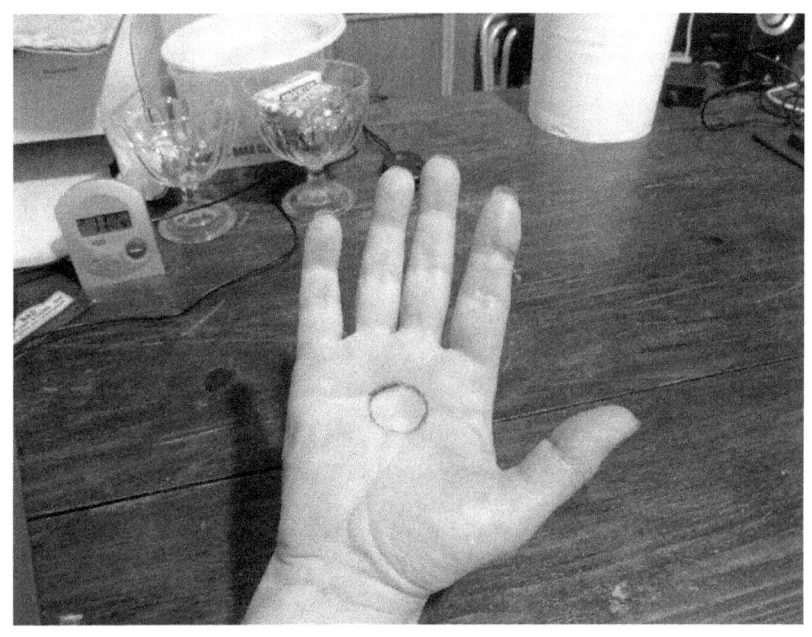

35. Reflex Punkt für den Solarplexus.

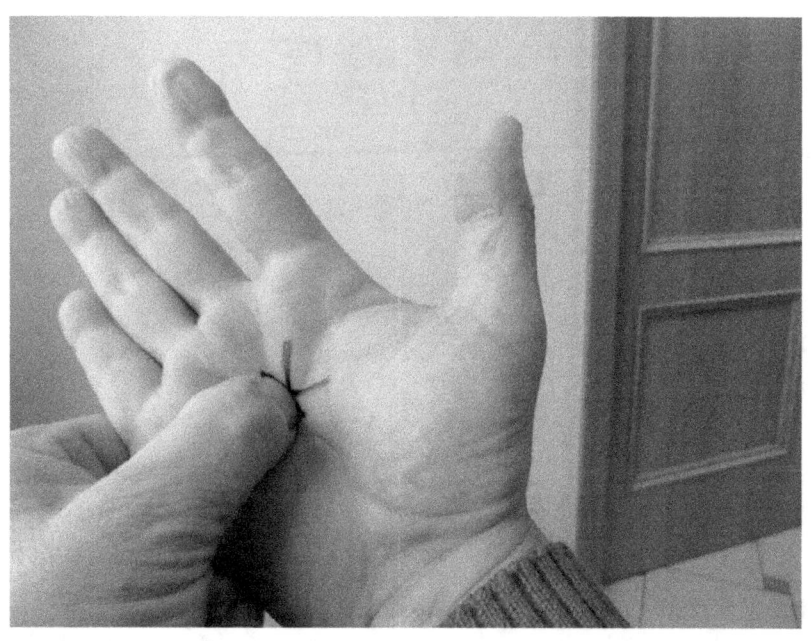

Den mit Sternen eingezeichneten Bereich
massieren

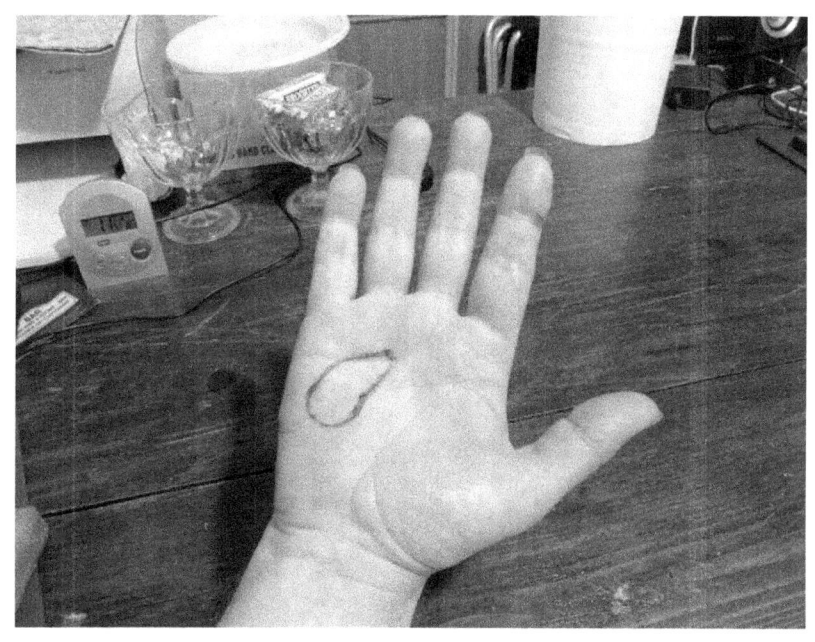

36. Reflex Punkt für die Leber.

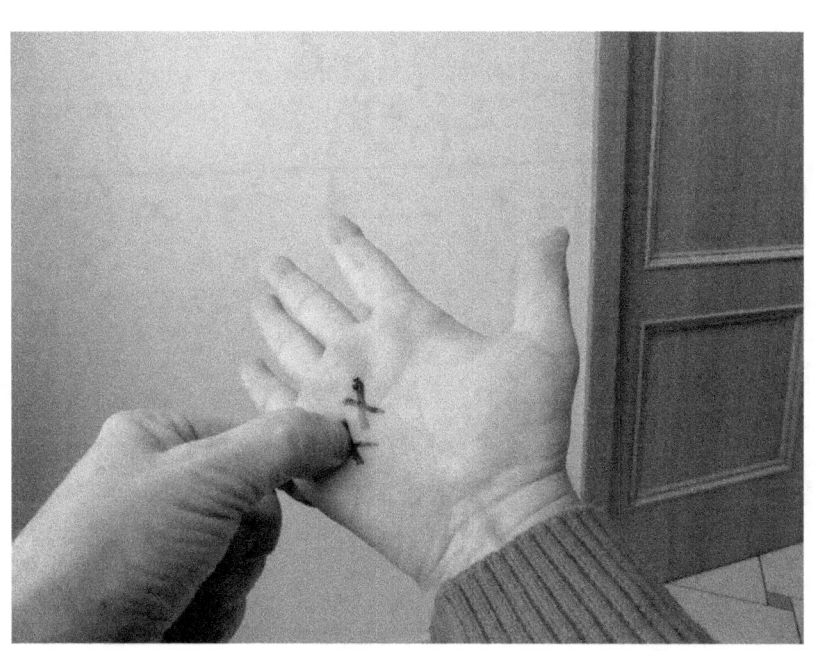

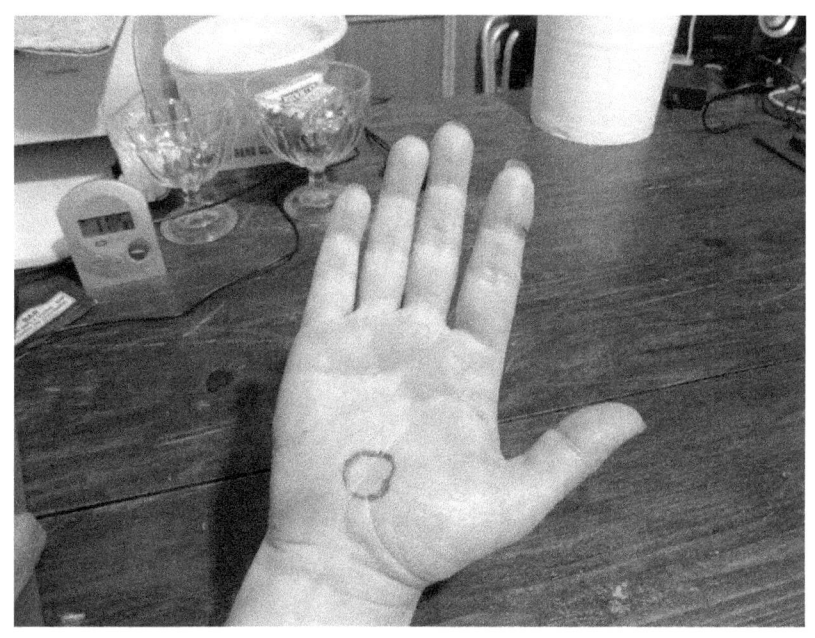

37. Reflex Punkt für den Dünndarm.

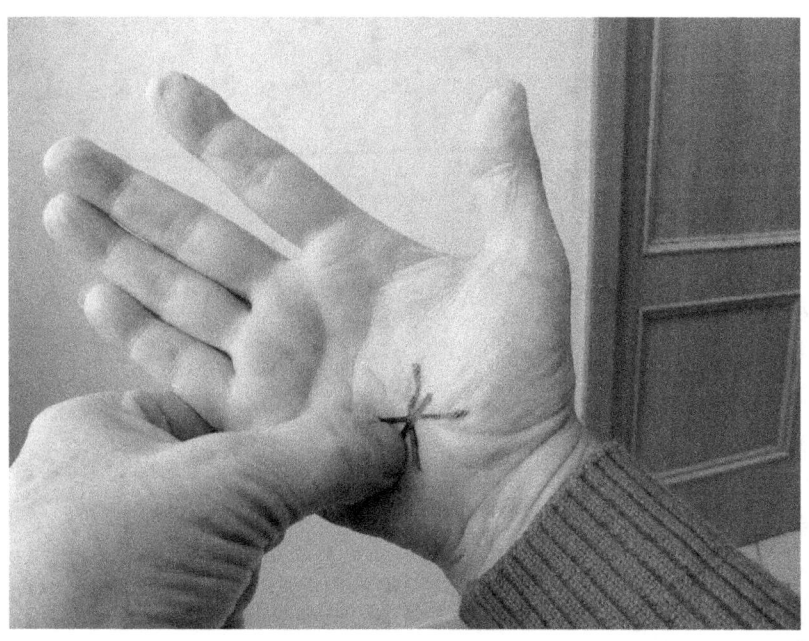

Den ganzen mit Sternen eingezeichneten Bereich massieren

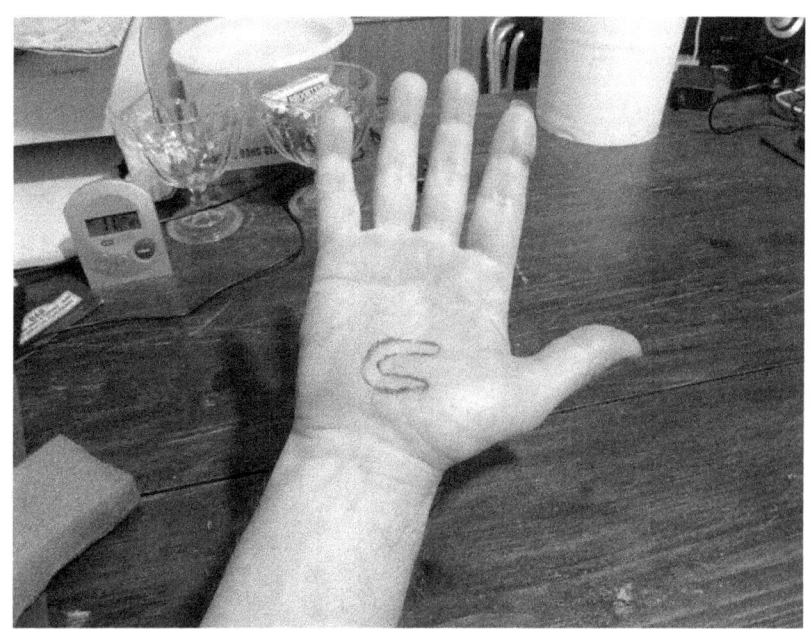

38. Reflex Punkt für den Dickdarm.

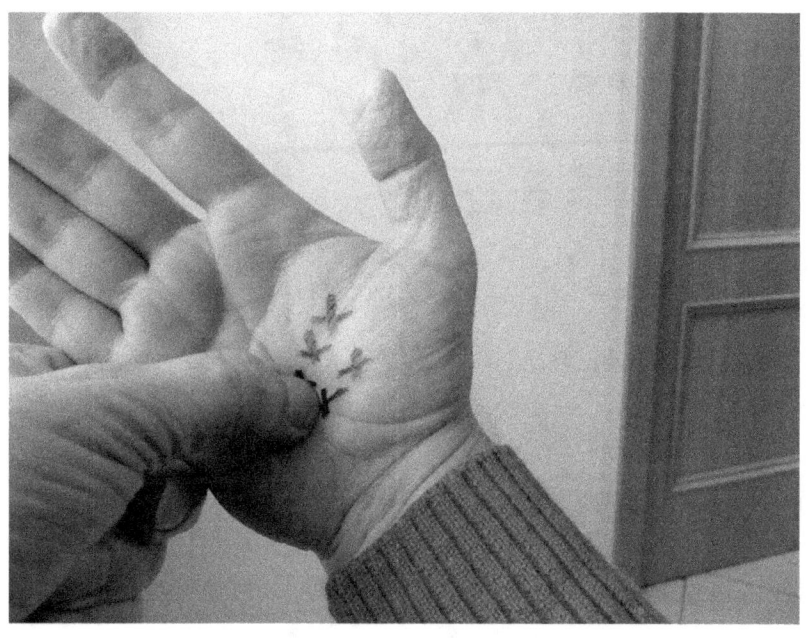

Den ganzen mit Sternen eingezeichneten Bereich massieren

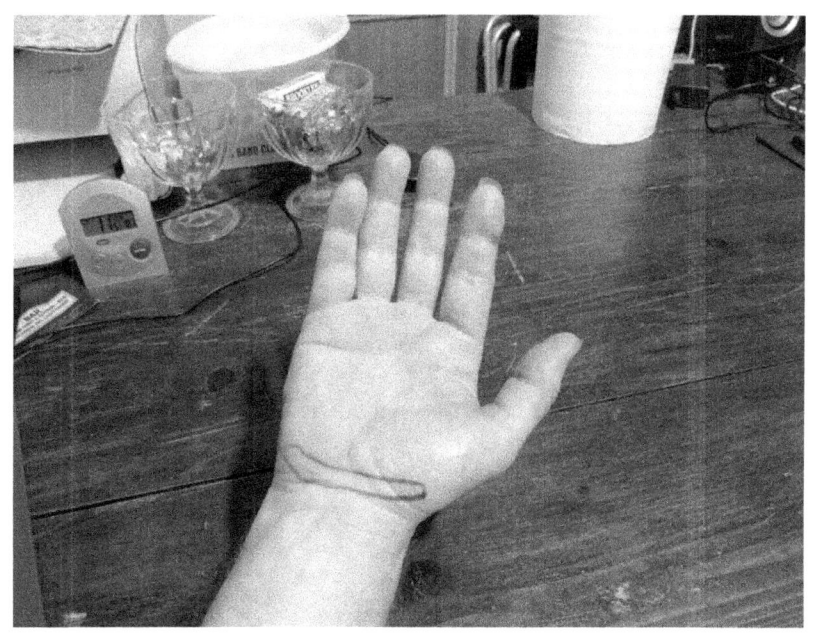

39. Reflex Punkt für die Geschlechtsorgane.

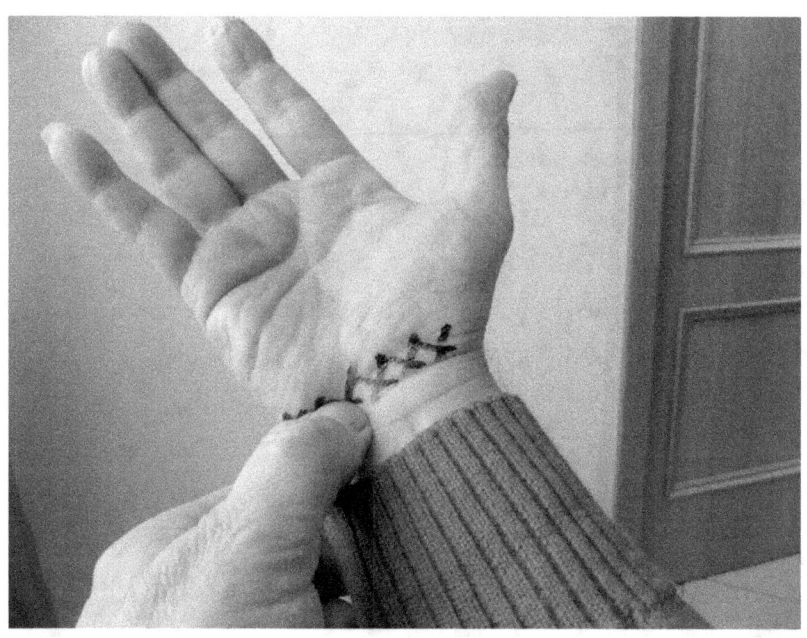

Den ganzen mit Sternen eingezeichneten Bereich
massieren

Die Reflex Punkte der Zunge

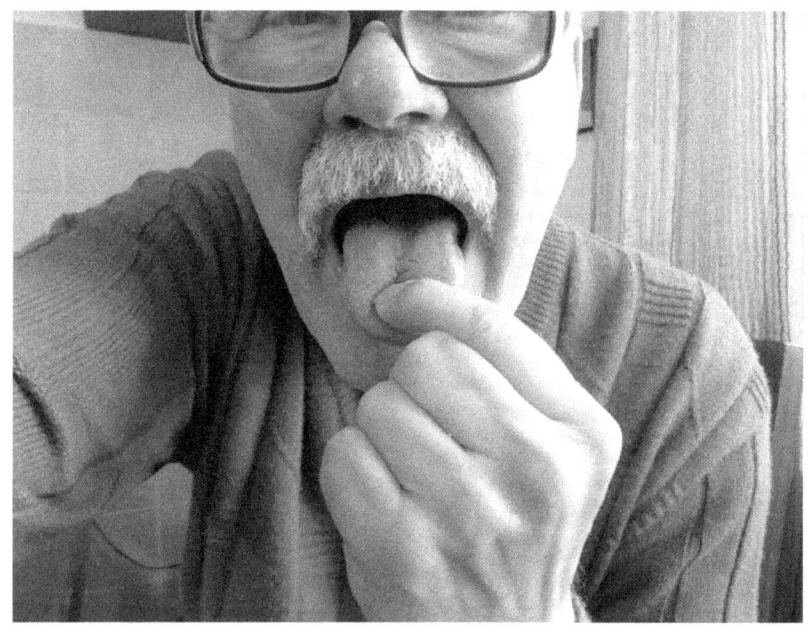

1. Reflex Punkt für das Herz. Wie angezeigt drücken bzw. massieren.

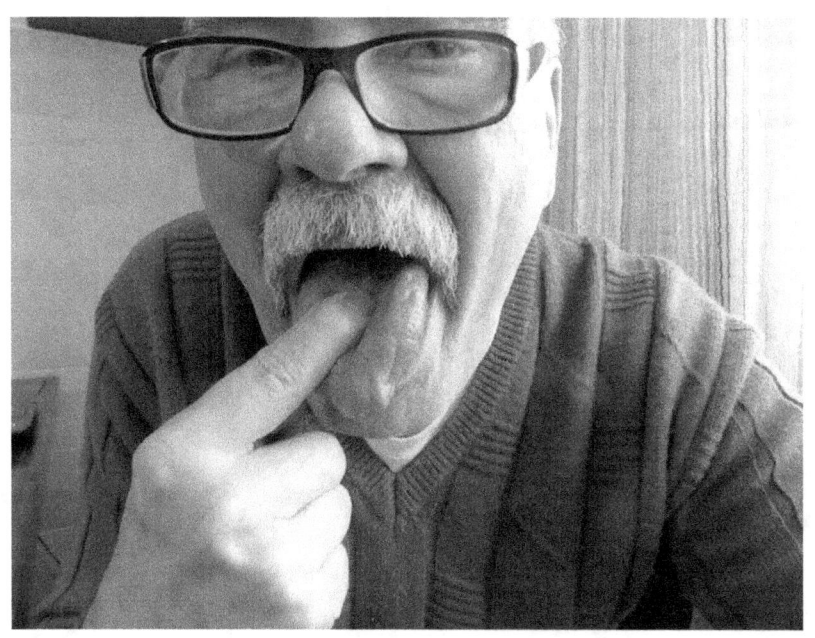

2. Reflex Punkt für den Magen

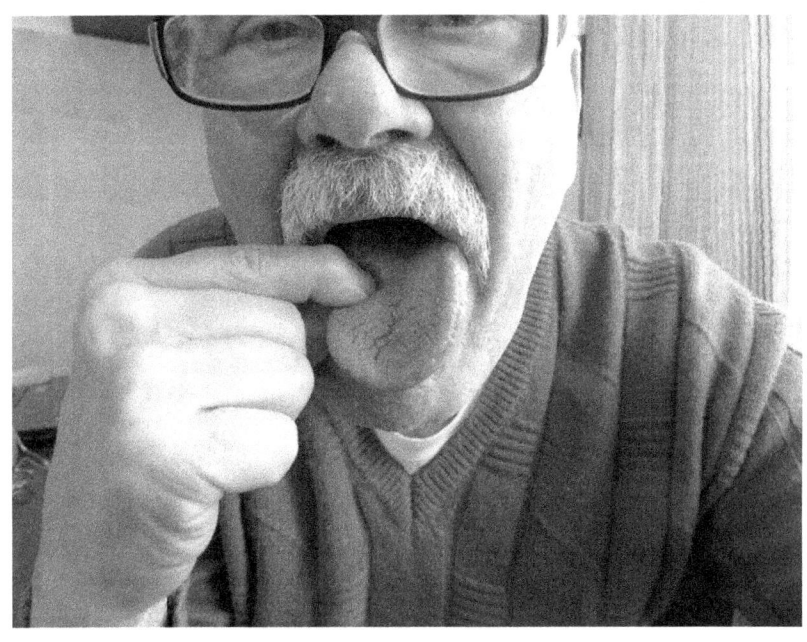

3. Reflex Punkt für die Leber. Wie angezeigt drücken bzw. massieren.

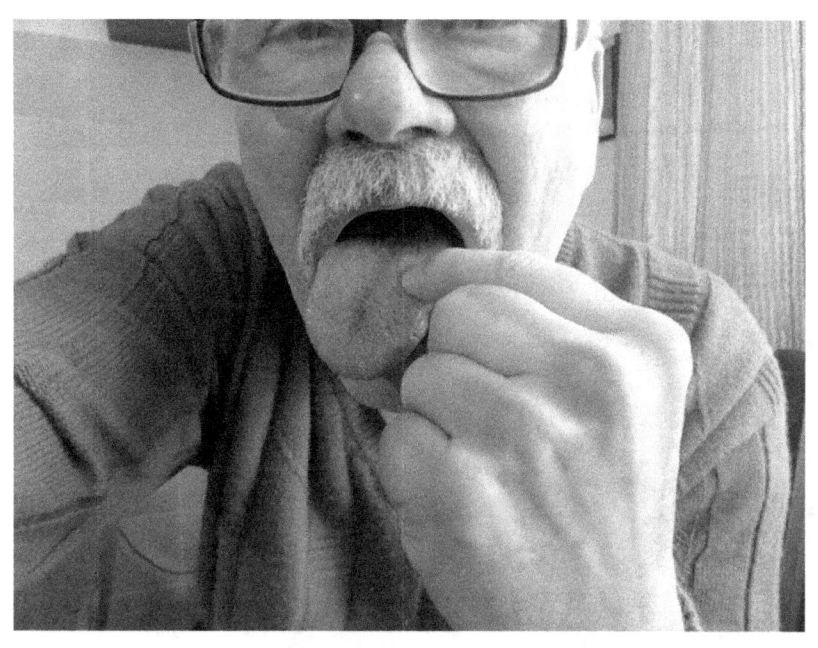

4. Reflex Punkt für die Milz

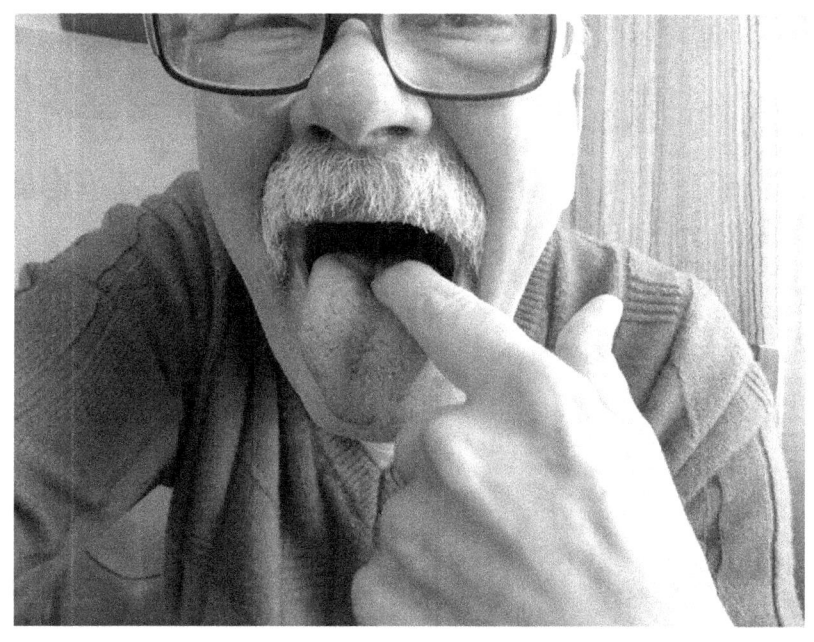

5. Reflex Punkt für Dickdarm & Dünndarm

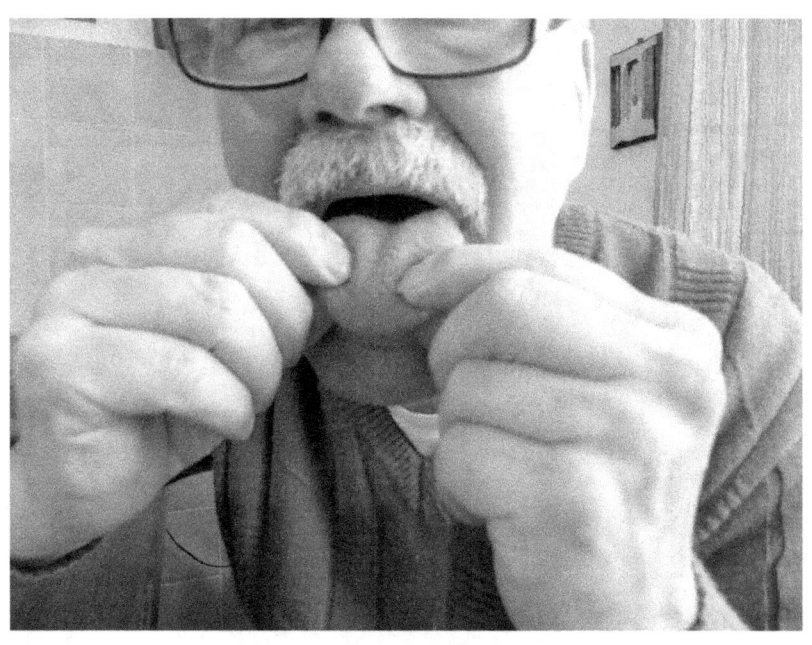

6. Reflex Punkt für die Lungen. Wie
angezeigt drücken bzw. massieren.

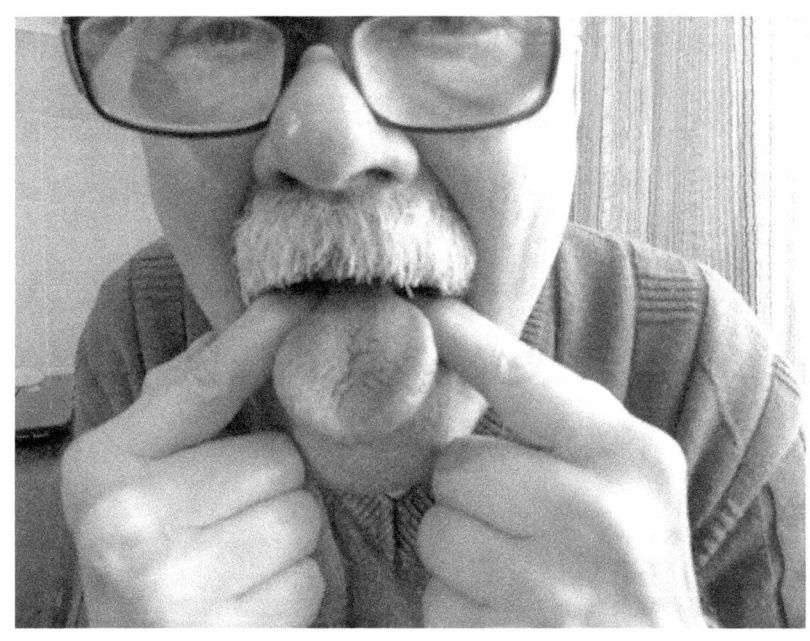

7. Reflex Punkt für die Nieren

Die Reflex Punkte der Stirn

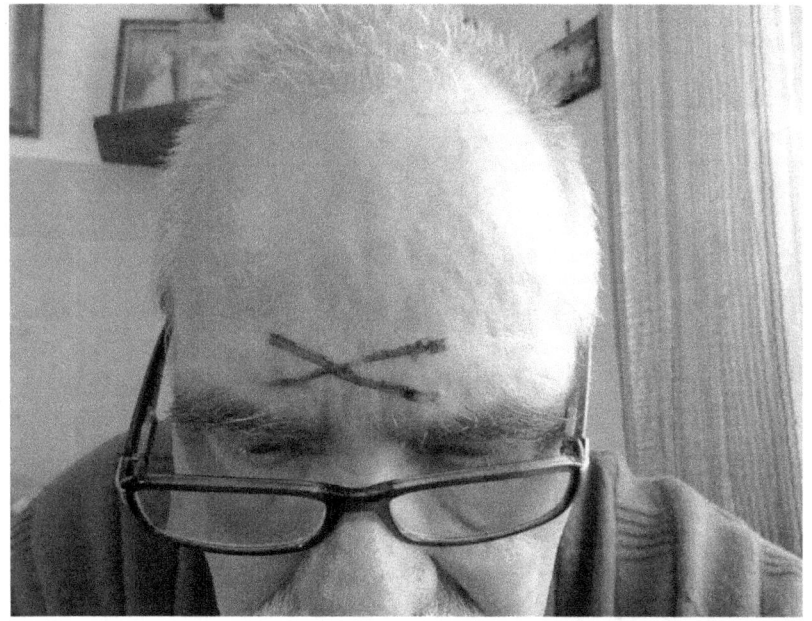

1. Reflex Punkt für den Mund. Den ganzen
eingezeichneten Bereich massieren.

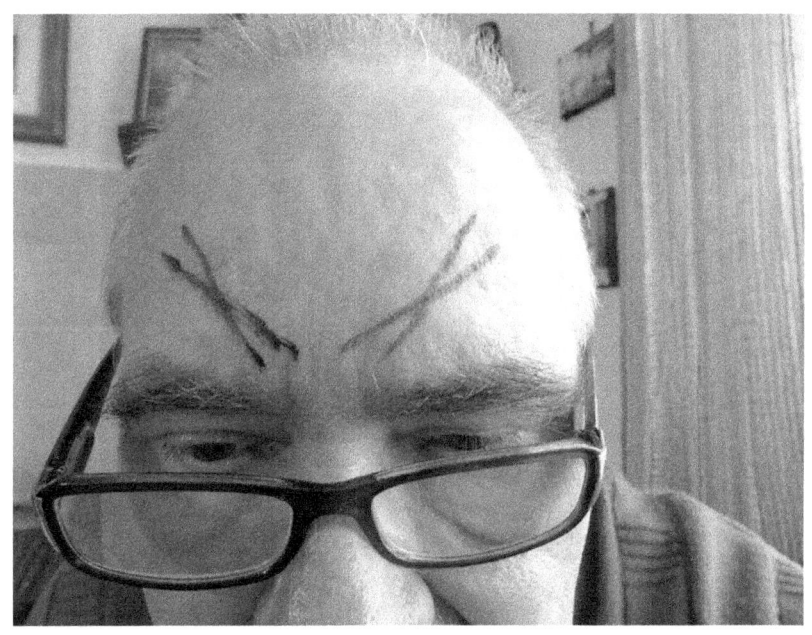

2. Reflex Punkt für die Wirbelsäule Mitte

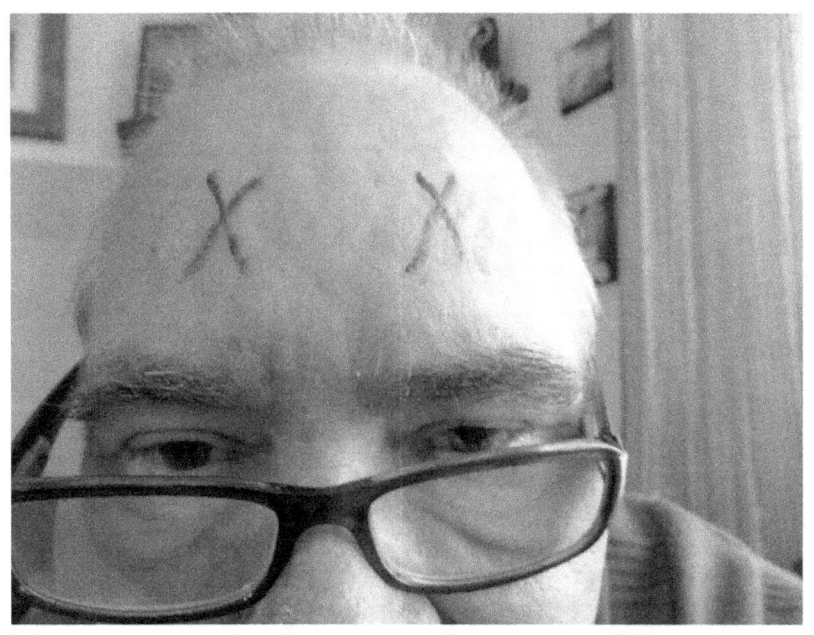

3. Reflex Punkt für die Ohren

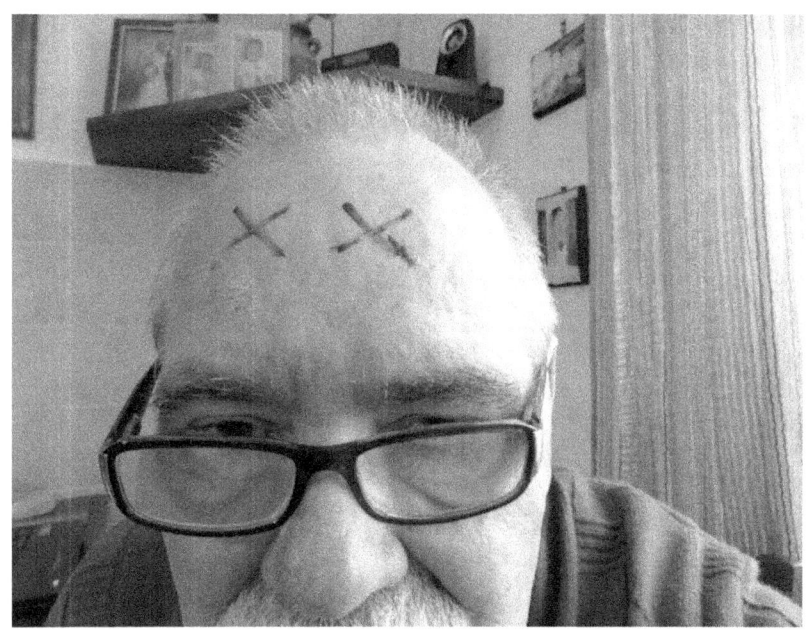

4. Reflex Punkt für die Augen. Den ganzen eingezeichneten Bereich massieren.

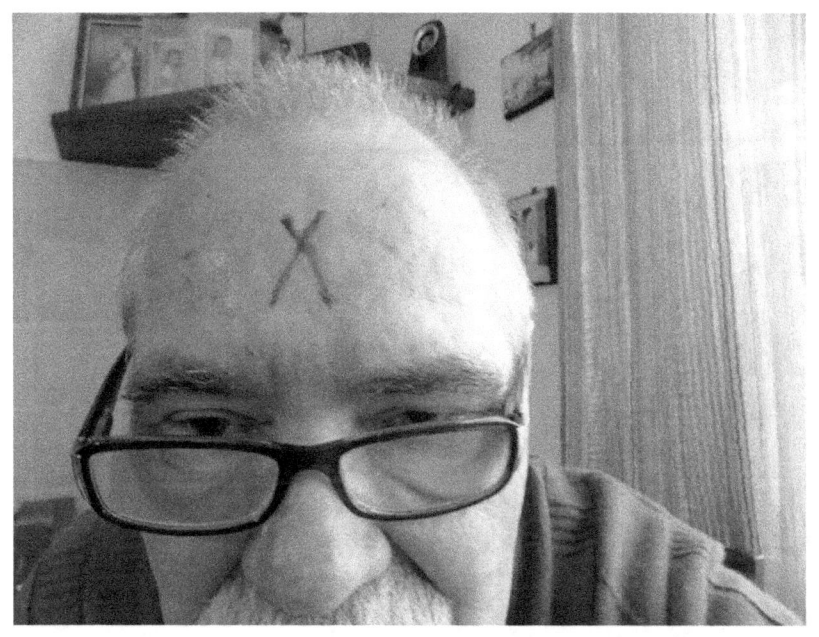

5. Reflex Punkt für die Nase

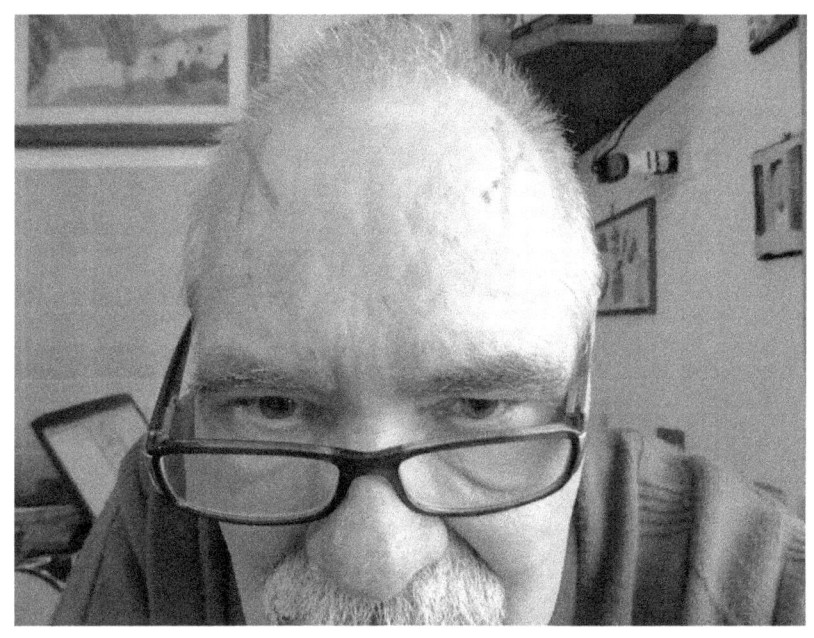

6. Reflex Punkt für Hände & Ellbogen. Den ganzen eingezeichneten Bereich massieren.

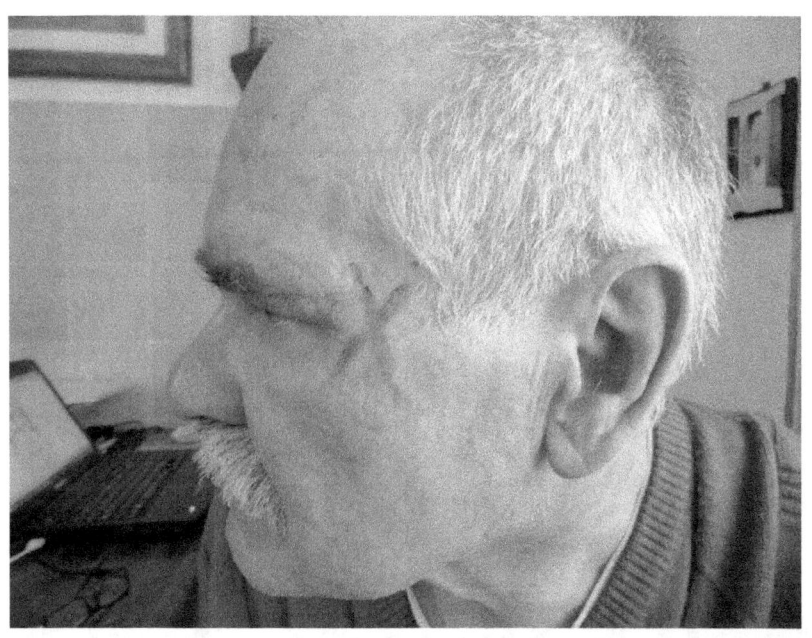

7. Reflex Punkt für die Lendenwirbel

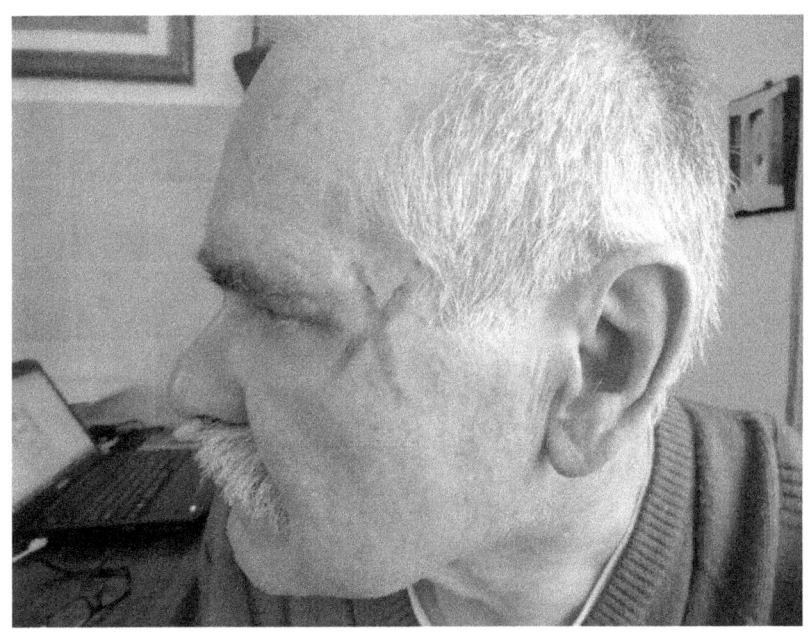

8. Reflex Punkt für die Lendenwirbel. Den ganzen eingezeichneten Bereich massieren.

Basisbehandlung am Fuß

Ihr Partner sollte möglichst ausgeruht sein, keine akuten, unbehaglichen Symptome aufweisen, fieberfrei sein und keine Schmerzmittel eingenommen haben. Sorgen Sie dafür, das der zu Behandelnde bequem sitzt oder liegt, und die Kleidung lose am Körper sitzt.

Die Füße aufwärmen, indem Sie diese mit Ihren Handflächen rubbeln oder streicheln. Sie können das Fußgelenk etwas strecken und beugen, und Kreiselbewegungen machen. Das Ganze darf ein paar Minuten dauern.

Jetzt mit Daumen und/oder Zeigefinger die Reflex Punkte für das Gehirn behandeln. Das heißt den ganzen großen Zeh von oben bis zur Wurzel und an den Seiten behandeln. Das darf aber höchstens 2 Minuten dauern und nicht zu lange an einer Stelle.

Nun behandeln Sie die Reflex Punkte für die Rücksäule. (Siehe Punkte 8-11 und 45-48). Hier können Sie fester drücken und den ganzen Bereich von oben bis unten und quer behandeln.

Jetzt die Reflex Punkte für den Solar Plexus bearbeiten (Punkte 16 und 54).

Versuchen Sie jetzt die wunden Punkte unter den Füßen zu lokalisieren. Wenn Sie einen Punkt gefunden haben, wird es sich für den zu Behandelnden so anfühlen, als wenn sich dort ein kleiner Glassplitter befindet. Massieren sie diesen Bereich. Das Behandeln der wunden Punkte sollte insgesamt nur 10 Minuten in Anspruch nehmen.

Zum Schluss eine sanfte Massage der Punkte für den Solar Plexus.

Danach sollte sich Ihr Partner ausruhen.

Gesundheits-Tipps

Viel Schlaf ist wichtig. Der Körper bekommt neue Energie und kann sich regenerieren. Vor dem Schlafengehen größere Malzeiten vermeiden.

Frische Luft. Wenn möglich jeden Tag einen Spaziergang machen, aber nicht übertreiben. Etwa ½ bis 1 Stunde.

Versuchen Sie Stress zu überwinden, indem Sie positiv denken, ein aktives Leben führen und sich mit positiv denkenden Menschen umgeben.

Gesunde Ernährung ist auch wichtig. Trinken Sie viel Wasser (täglich bis zu 10 Gläser). Möglichst jeden Tag frische Früchte und Gemüse essen. Besonders Kornprodukte wie Vollkornbrot, Hülsenfrüchte, Brei und Nüsse sind reich an den wichtigen Kohlenhydraten.

Vermeiden Sie fette Mahlzeiten, jedoch Olivenöl ist gut. Essen Sie wenn Sie hungrig sind und kauen Sie die Malzeiten gründlich. Nicht zu große Malzeiten essen. Lieber mehrmals am Tag kleinere Häppchen essen.

Reduzieren Sie, wenn möglich, Stimulanzien wie Cola, Limo, Kaffee, Zucker, Süßigkeiten, Tabak, Alkohol, starke Gewürze, schwarzen Tee, Lakritz und insbesondere Fastfood.

Vermeiden Sie, wenn möglich, Verunreinigungen im Verkehr und in Industriegebieten, die Einnahme von Konservierungsmitteln und Farbstoffen, schlechte Raumluftqualität und kräftige Reinigungsmittel (Schutzhandschuhe beim Saubermachen benutzen).

Viel Licht und Sonne ist auch sehr wichtig. Sie sollten aber auf den Sonnenfaktor achten.

Behandlungsmöglichkeiten

Allergie

Gesundheits-Tipps beachten: Stresskontrolle und gesundes Essen. Basisbehandlung mit Schwerpunkt Nebennieren (Punkte 18 und 56). Vitamine B5, B6, B12, Magnesium, Selen und Zink.

Asthma

Gesundheits-Tipps beachten: frische Luft und viel Schlaf. Basisbehandlung mit Schwerpunkt auf Nebennieren (Punkte 18 und 56) und Lunge (Seite 23 und 60). Vitamine A, C, E und Magnesium, Selen, Kupfer.

Zu hoher Blutdruck

Gesundheits-Tipps beachten: vegetarisch essen, Stresskontrolle, viel Schlaf und nicht zu viel Salz. Basisbehandlung mit Schwerpunkt auf Herz (Punkt 15) und Nieren (Punkte 19 und 57). Vitamine E, C und Magnesium, Knoblauch.

Verstopfung

Gesundheits-Tipps beachten: viel Bewegung, Flüssigkeit und ballaststoffreiche Ernährung. Basisbehandlung mit Schwerpunkt auf Verdauungsorgane insbesondere Dickdarm (Punkte 22-25 und 59-63). Vitamine B1.

Kopfschmerzen

Gesundheits-Tipps beachten: Alle. Basisbehandlung mit Schwerpunkt auf Verdauungsorgane (Punkte 22-25 und 59-63). Herz Reflex Punkt (Punkt 15) und Bereich behandeln. Vitamine D, Eisen, Calcium und Magnesium.

Geschwächtes Immunsystem

Gesundheits-Tipps beachten: frische Luft, viel Früchte und Gemüse, ausreichend Schlaf. Basisbehandlung: komplett. Herz Reflex Punkt und Bereich behandeln (Punkt 15). Vitamine A, C, E, Selen und Zink.

Kreislaufstörungen

Gesundheits-Tipps beachten: viel Bewegung, fettarme Kost, Blattgemüse, Früchte, Gemüse, ausreichend Schlaf. Basisbehandlung mit Schwerpunkt auf das Herz (Punkt 15). Reflex Punkt und Bereich behandeln. Vitamine C, E, Lecithin, Knoblauch.

Krampfadern

Gesundheits-Tipps beachten: alle. Basisbehandlung: das komplette Programm. Vitamine C, E, B6, Lecithin, Niacin und Folsäure.

Müdigkeit

Gesundheits-Tipps beachten: insbesondere ausreichenden Schlaf. Basisbehandlung: das komplette Programm. Vitamine B-Komplex, B1, B12, E, Magnesium, Jod und Folsäure.

Schlaflosigkeit

Gesundheits-Tipps beachten: alle. Vermeiden Sie Stimulanzien und schwere Malzeiten vor dem Schlafengehen. Basisbehandlung: das komplette Programm. Vitamine C, B1, B6.

Psoriasis, Schuppenflechte

Gesundheits-Tipps beachten: mit Schwerpunkt vegetarische Malzeiten. Basisbehandlung: das komplette Programm. Vitamine A, B12, E, Lecithin, Zink und Folsäure.

Prämenstruelles Syndrom

Gesundheits-Tipps beachten: mit Schwerpunkt auf viel Bewegung und Schlaf, vegetarische Malzeiten. Basisbehandlung: das komplette Programm, besonders Hormondrüsen (Punkte 31,33,65,67,69 und 81). Vitamine B6, C, D, E, Magnesium und Folsäure.

Prostataleiden

Gesundheits-Tipps beachten: alle beachten und Kürbiskerne essen. Basisbehandlung: das komplette Programm mit Schwerpunkt Prostata (Punkte 31 und 69). Vitamine Lecithin, Zink.

Nierensteine

Gesundheits-Tipps beachten: alle. Basisbehandlung: das komplette Programm. Vitamine B6 und Lecithin.

Muskelleiden

Gesundheits-Tipps beachten: alle. Basisbehandlung: das komplette Programm. Vitamine E und Pantothensäure.

Muskelkrämpfe

Gesundheits-Tipps beachten: alle.
Basisbehandlung: das komplette Programm.
Vitamine E.

Magengeschwür

Gesundheits-Tipps beachten: alle, mit Schwerpunkt Stresskontrolle und die Malzeiten gründlich kauen. Basisbehandlung: das komplette Programm, besonders Reflex Punkt Magen (Punkte 17 und 55) . Vitamine E, A und Folsäure.

Leber- und Galleleiden

Gesundheits-Tipps beachten: insbesondere kleine Malzeiten gründlich kauen. Basisbehandlung mit Schwerpunkt auf Leber und Verdauungsorgane (Punkte 52, 22-25 und 59-63). Vitamine Lecithin.

Diabetes

Gesundheits-Tipps beachten: kombiniert mit der Diät vom Arzt. Basisbehandlung mit Schwerpunkt auf die Bauchspeicheldrüse (Punkte 22 und 59). Vitamine C, E, Magnesium und Chrom.

Durchfall

Gesundheits-Tipps beachten: insbesondere kleine und regelmäßige Malzeiten (evtl. braunen Reis essen) gut kauen, viel Flüssigkeit und ballaststoffreiche Ernährung. Basisbehandlung mit Schwerpunkt auf Verdauungsorgane und Leber (Punkte 52, 22-25 und 59-63). Vitamine alle B und Folsäure

Niedriger Blutdruck

. Gesundheits-Tipps beachten: insbesondere viel Bewegung. Basisbehandlung mit Schwerpunkt auf Herz (Punkt 15) und Nieren (Seite 19 und 57). Vitamine E, C, B5 und Jod.